タイマッサージ
ストレッチ
200

THAI
MASSAGE
STRETCH

●著者
一般社団法人
臨床タイ医学研究会
●監修
永田晟(医学博士)

BAB JAPAN

はじめに

　この「タイマッサージ・ストレッチ200」は、様々な要素を持つタイマッサージの手技の中でも、ストレッチだけを抜粋し紹介する書籍です。
　従来、タイマッサージは、「マッサージ」という呼び名を持ちながら、「マッサージ」の概念からはみ出した多角的な要素を持つ療法です。しかしながら、今回はあえてその魅力の全てには触れていません。
　本書が、タイマッサージのストレッチだけを抜粋した理由は、この書籍の目的にあります。それは、「一定の基準を持ってタイマッサージを紹介する」、ということです。エビデンスを重要視した結果、今回は「ストレッチ」、という側面に的を絞ることになりました。

　タイマッサージは、ストレッチの多い療法です。多種多様なストレッチの数は、基本のものだけでも200を超えます。ストレッチは日常に馴染みやすいものです。
　一般的なデスクワークのリフレッシュからスポーツの外傷・障害予防に至るまで、幅広い目的で行われます。加えて、「全身をストレッチする」というタイマッサージの特徴は、ＡＤＬ（日常生活動作）の維持、しいてはＱＯＬ（生活の質）の向上に役立つツールの一つとなります。

超高齢者社会の我が国において、タイマッサージのこれらの特徴は、介護予防として大いに注目できるでしょう。だからこそ、本書で紹介する技術を正しく安全に行っていただきたいのです。

　本書は、タイマッサージセラピストの方はもちろん、タイマッサージ・ストレッチに興味関心のある、すべての方に読んで頂きたい内容です。
　なぜなら、この書籍は従来のタイマッサージの教本とは違い、テクニックに関わる関節や筋肉をはっきりと述べ、自分達の経験に基づいた効果効能を示しているからです。もちろん、すべてのケースに該当するとは限りません。しかし、自分たちがひとつひとつのテクニックを丁寧に検証し、得た一つの答えをお伝えすることで、多くの方が直面する、疑問や不安、もどかしさが、大幅に減少すると考えました。

　この書籍と共にタイマッサージを習得する、あるいは応用することで、テクニックの理解が各段に深まり、上達のスピードや質が変わることは間違いないでしょう。
　是非、あなたのバイブルの一つに加えて頂ければ幸いです。

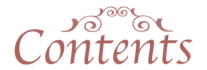

はじめに ……………………………………………………………… 2

第1章 タイマッサージとは

1 タイマッサージ概論

1 本書においての「タイマッサージ」の定義 …………………… 16
2 国家レベルと民間レベルの違い・歴史的背景 ………………… 16
3 タイ伝統医学、古式（伝統）マッサージの歴史 ……………… 17
4 タイマッサージの特徴 …………………………………………… 19
5 タイマッサージに期待できる効果 ……………………………… 20

2 ストレッチ概論

1 ストレッチの定義 ………………………………………………… 23
2 ストレッチの4つの目的 －一般論として－ …………………… 24
3 ストレッチに期待できる効果と適応例 ………………………… 24
4 外傷・傷害予防とリハビリテーションの治療と予防効果 …… 25
5 ストレッチの注意点 ……………………………………………… 26

3 本書の使い方（トリセツ）

1 目的、用途に合わせた本書の使用方法 ………………………… 27
2 第2章（本章）の解説 …………………………………………… 27
テクニックページの使い方 ………………………………………… 28

4 本書の理解に必要な解剖学用語の解説

1 身体の部位（呼称） ……………………………………………… 34
2 身体の断面 ………………………………………………………… 35
3 動きの方向と位置 ………………………………………………… 36
4 身体の動き ………………………………………………………… 36
5 姿勢の解説とサポート（枕・クッション）について ………… 36

6	身体の系統解剖	37
7	参考にしたいQ&A	46
8	シークエンス（順序）の例	50

順序（シークエンス）厳選10 … 51

第2章 タイマッサージ・ストレッチ テクニック

1 背臥位のテクニック

1	背臥位（仰向け）でのテクニックの特徴	59
2	注意点	59

背臥位

001	お手玉 [大腰筋のストレッチ]	60
002	センのおじさん [半腱・半膜様筋のストレッチ]	61
003	扇子 [腓骨筋のストレッチ]	62
004	バンブーダンス [前脛骨筋のストレッチ]	63
005	はっけよい [腓腹筋のストレッチ]	64
006	きのこ狩り [足趾の伸筋・屈筋のストレッチ]	65
007	すりこぎ [前脛骨筋のストレッチ]	66
008	うんとこしょ、どっこいしょ [薄筋・大腿筋膜張筋のストレッチ]	67
009	両手でキノコ狩り [足趾の筋群のストレッチ]	68
010	ししおどし [腓腹筋・前脛骨筋のストレッチ]	69
011	井戸ポンプ [腓腹筋のストレッチ]	70
012	外股ホッケースティック [内転筋群のストレッチ]	71
013	ボーリング [内転筋群のストレッチ]	72
014	潮干狩り [内転筋群のストレッチ]	73
015	機織り [内転筋群のストレッチ]	74

016	セイリング [恥骨筋のストレッチ]	75
017	ブレーカー [大腿直筋のストレッチ]	76
018	押し込み [内転筋群のストレッチ]	77
019	クラウチングスタート（短距離走）[内転筋群のストレッチ]	78
020	ダブルヨガ [大殿筋のストレッチ]	79
021	フラミンゴ [大殿筋のストレッチ]	80
022	菱形 [内転筋群のストレッチ]	81
023	方位記号 [内転筋群のストレッチ]	82
024	寝た木立のポーズ（ヨガ）[内転筋群のストレッチ]	83
025	くるみ割り [大殿筋のストレッチ]	84
026	女の子座り [大腿直筋のストレッチ]	85
027	ダブルチキン [大腿直筋のストレッチ]	86
028	流しそうめん [腓腹筋のストレッチ]	87
029	脚四の字固め [内転筋群のストレッチ]	88
030	内股ホッケースティック [長腓骨筋のストレッチ]	89
031	つっかえ棒 [内転筋群のストレッチ]	90
032	カーリングショット [大腿筋膜張筋のストレッチ]	91
033	クロワッサン [腹斜筋のストレッチ]	92
034	シーソー [腓腹筋のストレッチ]	93
035	シンクロナイズドスイミング [大腿二頭筋のストレッチ]	94
036	竪琴 [ハムストリングスのストレッチ]	95
037	お猿のかごや [殿筋のストレッチ]	96
038	膝蹴り [殿筋のストレッチ]	97
039	6:40頃 [大腿二頭筋のストレッチ]	98
040	かかし [腹斜筋のストレッチ]	99
041	コサックダンス [大腿二頭筋のストレッチ]	100
042	アイーン [大腿二頭筋のストレッチ]	101
043	アルプホルン [腓腹筋のストレッチ]	102

044	コントラバス	[ハムストリングスのストレッチ]	103
045	鐘つき	[ハムストリングスのストレッチ]	104
046	ハンモック	[脊柱起立筋のストレッチ]	105
047	すべり台	[脊柱起立筋のストレッチ]	106
048	起き上がりこぼし	[脊柱起立筋のストレッチ]	107
049	スキー大回転	[腰方形筋のストレッチ]	108
050	直滑降	[ハムストリングスのストレッチ]	109
051	恥ずかし固め	[大殿筋のストレッチ]	110
052	脚のダブルトライアングル	[大腿二頭筋のストレッチ]	111
053	肩倒立	[脊柱起立筋のストレッチ]	112
054	すってんころりん	[脊柱起立筋のストレッチ]	113
055	ジョッキー（乗馬）	[ハムストリングスのストレッチ]	114
056	ジャーマンスープレックス（プロレス）	[大腰筋のストレッチ]	115
057	三つ折マットレス	[大殿筋のストレッチ]	116
058	寝あぐら	[半腱・半膜様筋のストレッチ]	117
059	縦前屈	[僧帽筋のストレッチ]	118
060	引き起こし	[僧帽筋のストレッチ]	119
061	シングルスカル	[内転筋群のストレッチ]	120
062	人間矢印	[腕の側面の筋群のストレッチ]	121
063	クラーク像	[腕の前面の筋群のストレッチ]	122
064	仲良し	[手関節の筋群のストレッチ]	123
065	手のひらを太陽に	[手関節と指の屈筋群のストレッチ]	124
066	指きり	[指の屈筋群のストレッチ]	125
067	握手	[腕の筋群のストレッチ]	126
068	腕四の字固め	[三角筋のストレッチ]	127
069	ボート漕ぎ	[胸鎖乳突筋のストレッチ]	128
070	タイダンス	[指の屈筋群のストレッチ]	129
071	UFO（ピンクレディ）	[広背筋のストレッチ]	130

- 072 トライアングル [上腕三頭筋のストレッチ] ……… 131
- 073 腕のダブルトライアングル [上腕三頭筋のストレッチ] ……… 132
- 074 なまけものの挙手 [広背筋のストレッチ] ……… 133
- 075 ばんざい [広背筋のストレッチ] ……… 134
- 076 ペアダンス [菱形筋のストレッチ] ……… 135
- 077 あっちむいてホイ [斜角筋のストレッチ] ……… 136
- 078 スイカの収穫 [斜角筋のストレッチ] ……… 137
- 079 うんうん [僧帽筋のストレッチ] ……… 138

2 側臥位のテクニック

1 側臥位（横向き）でのテクニックの特徴 ……… 141
2 注意点 ……… 141

側臥位

- 080 そば打ち [薄筋のストレッチ] ……… 142
- 081 カルタ取り [腓腹筋のストレッチ] ……… 143
- 082 麺棒 [長腓骨筋のストレッチ] ……… 144
- 083 もも伸ばし [大腿筋膜張筋のストレッチ] ……… 145
- 084 横向きのくるみ割り [前脛骨筋のストレッチ] ……… 146
- 085 コンパス [大腿二頭筋のストレッチ] ……… 147
- 086 脚抜き [腰方形筋のストレッチ] ……… 148
- 087 腰部でアチチュード [腹直筋のストレッチ] ……… 149
- 088 殿部でアチチュード [大腿直筋のストレッチ] ……… 150
- 089 腕抜き [三角筋のストレッチ] ……… 151
- 090 キューピット [大腰筋のストレッチ] ……… 152
- 091 アラベスク [三角筋のストレッチ] ……… 153
- 092 横向きの縄跳び [腹直筋のストレッチ] ……… 154
- 093 三段跳び [長内転筋のストレッチ] ……… 155

094	瓦割り [腹斜筋のストレッチ]	156
095	アームロック（プロレス） [腹斜筋のストレッチ]	157
096	うどん打ち [腕の側面の筋群のストレッチ]	158
097	孫悟空と如意棒 [広背筋のストレッチ]	159
098	早く起きて！ [広背筋のストレッチ]	160
099	スキップ [三角筋のストレッチ]	161
100	引っぱるスキップ [上腕二頭筋のストレッチ]	162
101	セクシーポーズ [広背筋のストレッチ]	163
102	投球 [広背筋のストレッチ]	164
103	後ろ手のなで肩 [僧帽筋のストレッチ]	165
104	前手のなで肩 [僧帽筋のストレッチ]	166
105	ロボットアーム [三角筋のストレッチ]	167
106	横向きのハンマーロック（レスリング） [棘下筋のストレッチ]	168
107	止まります（自転車の手信号） [僧帽筋のストレッチ]	169
108	右折します（自転車の手信号） [上腕二頭筋のストレッチ]	170
109	テコびき [三角筋のストレッチ]	171
110	ツイストドーナツ [僧帽筋のストレッチ]	172
111	引っこ抜き [僧帽筋のストレッチ]	173
112	ダンスのターン [三角筋のストレッチ]	174
113	肩甲骨はがし [菱形筋のストレッチ]	175
114	ツイスト [腹斜筋のストレッチ]	176
115	シュート（サッカー） [腹斜筋のストレッチ]	177

3 腹臥位のテクニック

1 腹臥位（うつ伏せ）でのテクニックの特徴 …… 179
2 注意点 …… 179

腹臥位

№	項目	ストレッチ	ページ
116	つっぱり棒	[腓腹筋のストレッチ]	180
117	うつ伏せできのこ狩り	[足趾の伸筋・屈筋のストレッチ]	181
118	バタ足	[大腰筋のストレッチ]	182
119	パチンコ	[前脛骨筋のストレッチ]	183
120	雑巾しぼり	[足趾の伸筋・屈筋のストレッチ]	184
121	トランプ	[前脛骨筋のストレッチ]	185
122	飛行機の操縦桿	[前脛骨筋のストレッチ]	186
123	セラピストの居眠り	[腓腹筋のストレッチ]	187
124	うつ伏せの扇子	[腓骨筋のストレッチ]	188
125	カエル	[腓腹筋のストレッチ]	189
126	大腿直筋のみずがめ座	[大腿直筋のストレッチ]	190
127	うつ伏せの木立のポーズ	[内転筋群のストレッチ]	191
128	折りたたみ椅子	[大腿直筋のストレッチ]	192
129	大腰筋のみずがめ座	[大腰筋のストレッチ]	193
130	ヘッドスライディング	[大腿直筋のストレッチ]	194
131	ねずみ捕り	[前脛骨筋のストレッチ]	195
132	手押し車	[大腰筋のストレッチ]	196
133	すっ転んだ	[腸腰筋のストレッチ]	197
134	片脚たたみ	[大腿直筋のストレッチ]	198
135	うつ伏せの縄跳び	[腸腰筋のストレッチ]	199
136	ポイント切り替えレバー（線路）	[梨状筋のストレッチ]	200
137	ビールマンスピン（フィギュアスケート）	[大腿直筋のストレッチ]	201
138	あじろ編み	[腹斜筋のストレッチ]	202
139	ゴムとび	[腸腰筋のストレッチ]	203
140	コブラツイスト（プロレス）	[三角筋のストレッチ]	204
141	船頭さん	[三角筋のストレッチ]	205
142	ダブルフロッグ	[大腿直筋のストレッチ]	206
143	足裏いす	[腰方形筋のストレッチ]	207

144 キャメルクラッチ（プロレス）[大胸筋のストレッチ] 208
145 暴れ馬 [三角筋のストレッチ] 209
146 バタフライ（水泳）[大胸筋のストレッチ] 210
147 ネギの引っこ抜き [腕の筋群のストレッチ] 211
148 背筋測定 [三角筋のストレッチ] 212
149 芋ほり [上腕三頭筋のストレッチ] 213
150 X（エックス）[広背筋のストレッチ] 214

4 座位のテクニック

1 座位でのテクニックの特徴 217
2 注意点 217

座位

151 アームチェア [上腕二頭筋のストレッチ] 218
152 背中かゆい [三角筋のストレッチ] 219
153 ピッチング [三角筋のストレッチ] 220
154 献上 [三角筋のストレッチ] 221
155 くぎ抜き [広背筋のストレッチ] 222
156 弓道 [広背筋のストレッチ] 223
157 夫婦喧嘩 [三角筋のストレッチ] 224
158 手を持って、てへっ [広背筋のストレッチ] 225
159 肩を持って、てへっ [広背筋のストレッチ] 226
160 イヤイヤ [僧帽筋のストレッチ] 227
161 やっこ凧 [腹斜筋のストレッチ] 228
162 パニック!! [菱形筋のストレッチ] 229
163 鳩のポーズ [大胸筋のストレッチ] 230
164 コーヒーミル [腹斜筋のストレッチ] 231
165 大きな巻き鍵 [腹斜筋のストレッチ] 232

№	名称	ストレッチ	ページ
166	がっくし	[僧帽筋のストレッチ]	233
167	電車で居眠り	[僧帽筋のストレッチ]	234
168	ノギス（工具）	[僧帽筋のストレッチ]	235
169	ワイヤーストリッパー（工具）	[僧帽筋のストレッチ]	236
170	ごめんね	[僧帽筋のストレッチ]	237
171	二人羽織	[僧帽筋のストレッチ]	238
172	ロボットダンス	[僧帽筋のストレッチ]	239
173	レシーブ	[胸鎖乳突筋のストレッチ]	240
174	座位のハンマーロック（レスリング）	[棘下筋のストレッチ]	241
175	ネックツイスト	[胸鎖乳突筋のストレッチ]	242
176	OK!	[僧帽筋・三角筋のストレッチ]	243
177	のびのび	[三角筋のストレッチ]	244
178	座位の挙手	[三角筋のストレッチ]	245
179	お買い物	[三角筋のストレッチ]	246
180	犬猫の伸び	[腹直筋のストレッチ]	247
181	礼拝	[大殿筋のストレッチ]	248
182	長座体前屈	[大腿二頭筋のストレッチ]	249
183	平行四辺形	[腓腹筋のストレッチ]	250
184	ダブルクロス	[腓腹筋のストレッチ]	251
185	4の字平行四辺形	[ハムストリングスのストレッチ]	252
186	座位のボート漕ぎ	[内転筋群のストレッチ]	253
187	リクライニング	[三角筋のストレッチ]	254
188	∞（無限）	[大胸筋のストレッチ]	255
189	操り人形	[僧帽筋のストレッチ]	256
190	阿修羅像	[大胸筋のストレッチ]	257
191	前へならえ	[上腕二頭筋のストレッチ]	258
192	羽交い絞め	[腹直筋のストレッチ]	259
193	小ブリッジ	[腸腰筋のストレッチ]	260

- ⑲ 背泳ぎブリッジ ［ 腹直筋のストレッチ ］ ……… 261
- ⑲ 土下座ブリッジ ［ 腹直筋のストレッチ ］ ……… 262
- ⑲ ブリッジ ［ 腹直筋のストレッチ ］ ……………… 263
- ⑲ あっちむいてブリッジ ［ 胸鎖乳突筋のストレッチ ］ … 264
- ⑲ ぐでーんブリッジ ［ 腹直筋のストレッチ ］ …… 265

5 立位のテクニック

- 1 立位でのテクニックの特徴 ………………… 267
- 2 注意点 ……………………………………… 267

立位

- ⑲ 時計の針 ［ ハムストリングスのストレッチ ］ …… 268
- ⑳ 大きなリュック ［ 腹直筋のストレッチ ］ ……… 269

第3章 タイマッサージ・ストレッチ 索引

- 1 作用する筋肉名（部位別）による索引 …………… 273
- 2 期待できる効果・効能（部位別）による索引 ……… 277
- 3 テクニックの名前による索引 ……………………… 281
- 4 参考・引用文献 …………………………………… 285
- おわりに ……………………………………………… 286
- 著者・監修者プロフィール ………………………… 288
- 執筆者・協力者の紹介 ……………………………… 289
- 一般社団法人　臨床タイ医学研究会　法人概要 …… 290

第1章 タイマッサージとは

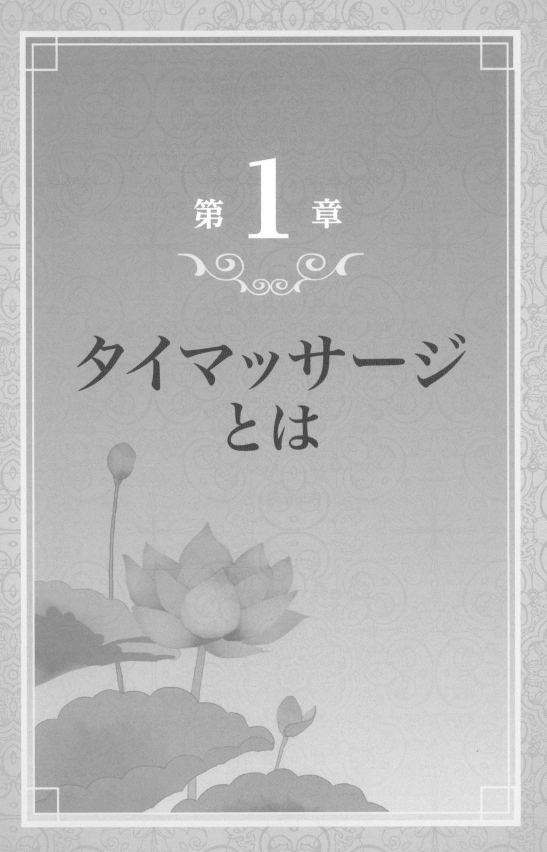

1 タイマッサージ概論

　この第一章は、大きく分けて3つのコンテンツからなります。
　「概論」、メインとなる「本書の使い方（トリセツ）」、「本書で使用する解剖学用語の解説」などの補足です。期待する効果を生むべく、本書を安全に正しくご使用いただくためにも、この第一章に目を通してから先に進むことを推奨します。
　※本書ではストレッチングの呼称を「ストレッチ」で統一します。
　はじめに、タイマッサージの定義を解説します。

1 本書においての「タイマッサージ」の定義

　ここでのタイマッサージとは、1970年代後半以降にタイ国家により創出された「タイマッサージ」及びそれ以前の時代から地域で伝承されてきた「古式（伝統）マッサージ」を示します。その背景には以下の、タイ国家レベルにおける「タイマッサージ」の定義があります。

　タイ・マッサージとは、1970年代後半以降のタイにおける伝統医療復興運動や「タイ式医療」制度化の過程で創出されてきたマッサージを、基本的に示します。
(飯田,2006)

2 国家レベルと民間レベルの違い・歴史的背景

　1990年代より、タイ政府は、伝統医療を近代化させた「タイ式医療 (kaanphaet phaen thai)」を制度化し、「タイ・マッサージ (kaannuat thai)」をその治療法の一つとして全国に普及しています。
　この背景には、「アルマアタ宣言」と世界保健機構 (WHO) のプライマリー・ヘルス・ケアの理念と施策があります。
　「2000年までにすべての人々に健康を」という目標の達成のため、発展途上国を中心に、伝統医療をプライマリー・ヘルス・ケアに活用していくプロジェクトが進行していました。（バーンナーマン他　1995）

今日、こうしたWHOの方針の影響を受け、タイ国内では、近代医療従事者を中心として伝統医療復興運動が盛んに行われ、「正統なタイマッサージ」を創出し、規定を定める方針で進んでいます。

　一方、1970年代後半以前のタイマッサージは、「古式（伝統）マッサージ（nuad bo-rarn）」と呼ばれます。古くから生活に密着した手技療法であるため、地域性が高く、思想における解釈も手技自体も地域によって違いがあり、政府の規定とは異なるものも、少なくありません。しかしながら現在も尚、民間レベルでは、この「古くから生活に密着した手技療法」であるタイマッサージが人々の生活を支えており、一般的に深く浸透しています。更に、「タイマッサージ」は観光産業やリラクセーション産業など、複数の領域にまだがって機能しています。この領域では「タイマッサージ」も「古式マッサージ」も同義語で使用されています。国家レベルにおいて、タイマッサージとは上記の定義となりますが、タイ国内に点在する数多くのタイマッサージ学校及び民間レベルでの「タイマッサージ」の意味づけは、また異なるものです。

＊参考：「タイ・マッサージの民族誌（明石書店, 2006）」　著 飯田淳子

3 タイ伝統医学、古式（伝統）マッサージの歴史

　タイ伝統医学について、「現代養生法(2016)」著：永田晟　では次のように記載されています。

　二千年以上前から伝統医学が存在し、四つの分野が見られます。
①薬草
②栄養
③霊的な祈りの実践
④手で触れるマッサージ
　　（中略）

　タイ伝統医学は仏教と同じぐらいの権威を持っています。
　約二千5百年前にインド仏教僧の筆頭医師で、釈尊の侍医であったジーヴァカ・クマール・バッカ (Jiivaka Kumar Bhaccha) を創始者とします。インド医学の知識が仏教に載って普及したのはチベットと同じです。ワット（Wat）と呼ばれる寺院が、あらゆる疾患の治療の場でした。

医学記録（カルテ）は仏典と同様に最重要書物であり、旧王朝のアユタヤ寺院に保存されていました。しかし（中略）、ほとんどが失われました（十三世紀頃）。一部が王立寺院（バンコック）のワット・ポー（Wat Pho）の僧たちによって石に刻み込まれました。六十個の石碑がみられ、王室と仏教界の努力が偲ばれます。

　タイ伝統医学には、地、水、火、風の四要素が組み込まれ、健康とは、四要素のそれぞれの活力と相互バランスと考えられています。また三要素（ドーシャ：風、胆汁、粘液）の乱れを万病の源としています。

＊引用：「現代養生法（2016）」　著　永田晟　p31-32 より

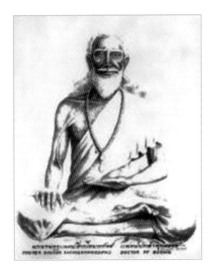 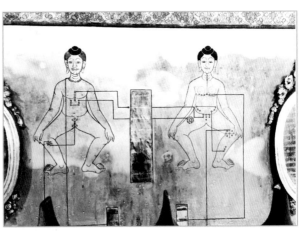

写1．ジーヴァカ・クマール・バッカ　　写2．ワットポーの壁画
　　　(Jiivaka Kumar Bhaccha)

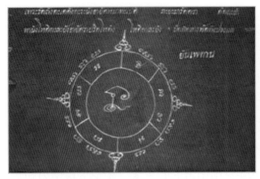 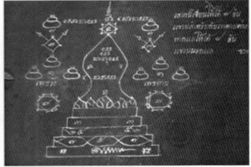

写3．4要素（エレメント）（写真引用：タイ国立図書館資料）

一方、2013年に当研究会でバンコク国内にあるタイ政府保健省内の伝統博物館を訪問した際、担当者が次の4つの項目を主たる伝療法として述べています。
　「食事療法」、「ハーブ療法」、「タイマッサージ」、「ルーシーダットン」です。このことからも、先に述べた国策「タイ医療の制度化」の影響が伺えます。
　タイ国内には、タイ政府が認定するタイマッサージ学校と認定を受けないプライベートスクールが多く点在します。テキストを比較すると各スクールによって歴史的解釈に違いがあります。
　特に、首都バンコクと古都チェンマイでは、思想的解釈の違いに特徴があります。その理由として、チェンマイがタイ王国の一部になったのは近年のことであり、600年近く続いたランナー王朝の生活様式が現在も大切にされているため、と考えられます。
　いずれにしろ、タイ医学及びタイマッサージの歴史は、タイの民族文化とは切り離せない大切なものだと実感しています。ゆえに、タイマッサージを学ぶもの、施すものもまた、こういった歴史的背景について、疎かにしてはならないのです。

4 タイマッサージの特徴

　タイマッサージの特徴をいくつか挙げます。
- タイ王国の文化の中で培われたものである。
- 衣類を着用して行う。（綿素材のゆったりした長袖長ズボンが基本である）
- 心身のリラックスを誘発しやすい静かな環境で行う。
- 施術する側と受ける側の二人で行う。
- ゆったりとした深い呼吸を大切にする。
- ゆっくりとした一定のリズムを大切にする。
- ストレッチを行うテクニックが、全身に200以上ある。
- 手掌や母指だけでなく足や膝、腕や肘なども用い全身を使うテクニックが数多くある。
- 2,500年の歴史がある。
- 仏教文化の中で発展したものである。そのため、施術者となるものは、人として成長することや、徳を積む生き方を行うことが善いとされる。
- "セン"と呼ばれる「エネルギーライン」を刺激するとされる。

5 タイマッサージに期待できる効果

　このデータ（図1a）は、2003年～2006年に、行ったリサーチの集計結果です。無作為に抽出した述べ69名の被験者に、施術前後に関する心身の自覚症状の変化を測りました。計39の因子において、満遍なく変化が現れた特徴を持つ結果でした。

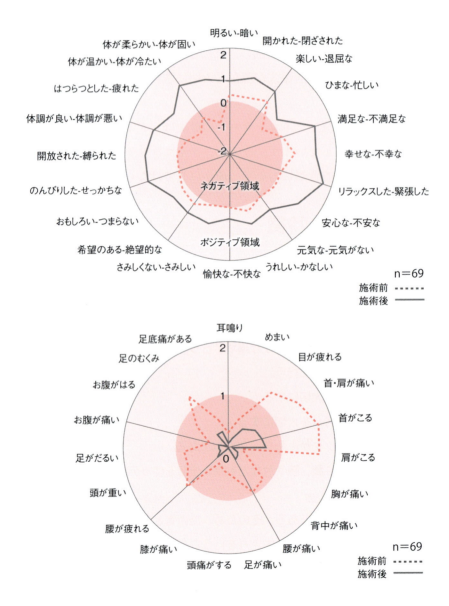

（図1a）　引用：歩けるからだになるために（BABジャパン 2009）　著 石田ミユキ

次に、このデータ（図1b）は、2012年に、傾聴講座の中で行った、タイマッサージのペアワークの統計グラフです。容易にできる短いテクニックを参加者同士で行い、述べ80名の施術前後の心境の変化を数値化しました。

　その結果、すべての項目に心境の変化がありました。更に、「握手するだけ」よりも、テクニックを用いた触れ合い方に、より大きな変化がありました。

　施術を「受ける側」「行う側」共、身心のリラックス度や安心感、幸福感の度合いが高まりました。その他、話しやすさ、というコミュニケーションにおける因子も高まることがわかりました。

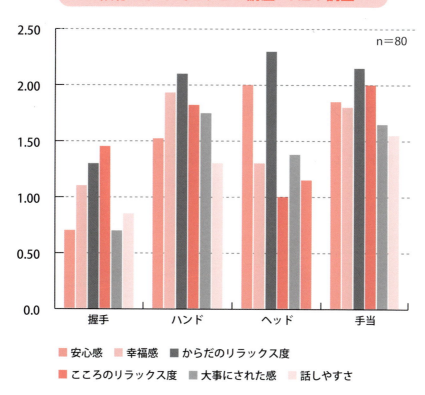

NPO法人 シニアライフセラピー研究所／鈴木しげ　一般社団法人 臨床タイ医学研究会／石田ミユキ

（図1b）

　これらの結果から、タイマッサージには、触れ合い、全身運動、深い呼吸（腹式呼吸）、ストレッチなど、いくつかの要素が合わさることの効果があると考えられます。特に、他動的なストレッチと、深い呼吸によるダブル効果は大きいようです。また、傾聴の

講義と共に行った(図1b)からは、「受ける側」と「行う側」の相互に認知の変容が起こりやすいことがわかります。

「傾聴講座」は、福祉を目的とした内容であり、仏教的な「善き人」を目指す意識を持ちやすい環境にありました。加えて、講義中にタイ人の気質(物事に対するゆるやかな受け止め方)についての解説も行っていました。

このことも、少なからず結果に影響しているでしょう。

タイマッサージはストレスマネジメントにも有効であることが伺えます。

≪タイマッサージに期待できる効果≫

・触れ合い効果(オキシトシンの分泌促進、ストレス反応の軽減など)
・全身運動の効果(血行促進、神経刺激など)
・腹式呼吸の効果(有酸素運動、リラックスなど)
・ストレッチ効果(次節で参照)
・ストレスマネジメント効果(認知の変容)

本書で扱うストレッチ効果に関しては、次節で詳しく述べます。

2 ストレッチ概論

1 ストレッチの定義

　ストレッチとは筋を伸展させることであり、反動（はずみ）や押したり引いたりの運動ではない。一種のアイソメトリック（等尺性）の筋収縮であって、等張性の筋収縮とは別の状態である。ストレッチには静的（static）と動的（dynamic またはballistic）の２つの方法があるが、一般的には前者のみをストレッチング体操（又はストレッチ）と呼び、後者を従来の体操として定義している（永田 ,1998）。

大分類	種類	特徴	特有の効果	リスク	使い方
自動的ストレッチ	スターティック・ストレッチ（静的ストレッチ）	伸長する筋に張力がかかるように体位をおく。 時間の目安：20秒		最も安全。	初心者に向く。
自動的ストレッチ	アクティブ・ストレッチ	拮抗筋を使い、伸張する筋の弛緩を促す。 時間の目安：10〜15秒	筋力が高まる。	安全。体調に合わせる。	リハビリテーションやダイナミックストレッチ（運動）の前のコンディショニングによい。
他動的ストレッチ	PNF（固有受容性神経筋促通法）	伸長と収縮の両方使う。特定の筋群のみ。 〈手順〉 (1) パートナーに抵抗を加える。 時間の目安：5〜6秒抵抗。 (2) 伸長させる。 時間の目安：30秒 (3) 休憩する。 時間の目安：15秒〜30秒	永続的柔軟性。関節可動域を広げる。筋力が高まる。	高まる。（高度な技術。）	柔軟性のトレーニングによい。外傷リハビリテーションの初期や運動前のウオームアップには向かない。
他動的ストレッチ	パッシブ（アシステッド）・ストレッチ	スターティックよりも長さを更に伸長させるために、第三者や機具による補助を利用する。 時間の目安：10秒〜15秒	関節可動域をさらに広げる。	やや高まる。筋と関節の安全性に配慮	リハビリテーションや運動後のクールダウンに向く。

ストレッチの種類　図2　引用：一般社団法人臨床タイ医学研究会資料

以下に筋の収縮状態をします。
筋の収縮方法
1. 等尺性……アイソメトリック：筋長を一定に保つ
2. 等張性……アイソトーニック：筋力を一定に保つ
3. 等速性……アイソキネキック：筋収縮のスピードを一定に保つ

2 ストレッチの4つの目的 － 一般論として －

（1）身体の柔軟性を高めること
β運動神経の感度を高め、関節の可動域の増大とともに靭帯や筋の収縮を増大する。

（2）筋肉の伸張反射を誘発（ネガテイブフィードバック）する
筋の過伸展や拮抗筋の働きをコントロールし、筋の長さを元に戻す機能を増大する。

（3）体内の血中血液循環の促進を図る
特に末梢部位の未使用の毛細血管を拡大し、血流速度を大きくする。

（4）β－エンドロフィンの分泌促進
中脳、脊髄への感覚神経、ホルモン的な刺激により、内分泌の増加を促される。

3 ストレッチに期待できる効果と適応例

（1）筋痛の低下
運動前後のストレッチによって、筋中の血液循環が促進され、血漿ニキンやプロスタグランジンなどの筋痛物質が分解されることが期待できる。

（2）肉離れの防止
ストレッチ (concentric) は、筋収縮の方向性によって「肉離れなどの傷害」を予防し、筋代謝を促進してコラーゲンの分解を促し、筋繊維の物理的強度を補助していくことが期待できる。一方、短縮性（eccentric）のショートニング運動による、筋短縮は、

筋組織のダメージを引き起こしかねない。ウォーム・アップ時の準備運動やリハビリにおける治療体操は、concentricな筋収縮と関節可動域内のストレッチング体操が望ましい。

（3）感覚神経に対する鎮静

ストレッチは神経に対し、鎮静効果の一つとして抑制系の作用を示し、筋に対しては、興奮作用を示す効果が期待できる。

4 外傷・傷害予防とリハビリテーションの治療と予防効果
（こり・痛み・萎縮・退行・にぶい動作）

（1）外傷・障害予防としてのストレッチ

運動前の筋のウォーム・アップとして行うことで、主運動がスムーズに行えるようになる。

（2）リハビリテーションの治療効果

主運動後のクール・ダウンに相当し、一種のトランキライザー・エフェクトと同様の効果をもつ。また、筋の炎症を鎮静化するβ-エンドロフィン（ホルモン）効果も期待できる。さらに、長期のリハビリテーションの場合は、クール・ダウンよりも、主運動のウォーム・アップ効果を狙う。神経支配の有効性、筋中血液循環の促進、筋温の上昇、ホルモン分泌の増大などにより興奮性の積極的治療効果をもつと考えられる。

（3）こりや痛みなどの治療と予防効果

本来、タイマッサージは"もみほぐす"ことを主な手技としているが、その動作の中に、筋や関節のストレッチが入っていて、治療の主体ともなっている。しこりや痛みは、筋や関節部位の直接的な障害ではなく、中枢神経系（脳）で意識するに過ぎない。

神経伝達や興奮を証明することは大変難しいことであるが、ストレッチによって、痛みなどの障害が、緩和することは間違いない。

（4）動きや動作がなめらかにスムーズになる

　特に高齢になると、動きのぎこちなさとにぶい動きが目立ってくる。この動きをなめらかにしてくれるのがタイマッサージの中のストレッチである。特に動作のぎこちなさを改善してくれる。

（5）日常生活の基本動作（ＡＤＬ）を作ってくれる

　関節を曲げ、筋を収縮し、ものを取り、渡すのは、生活の基本動作で、整形外科分野ではＡＤＬ（Activities of Daily Living 日常生活動作）としてまとめている。

　タイマッサージを行うことで、この基本動作がスムーズになっていくと同時に生活動作がしっかりとしてくる。

5 ストレッチの注意点

（1）過剰な痛みを感じる強さでは行わない。

（2）コンセントリックな運動（体内方向）を中心とする。体内方向は屈曲動作が中心である。

（3）漸増的な負荷、個別性、反復性、持続性、全面性などのトレーニング法を適用する。ヒトは個人差が大きいので、仕事内容を知ることが大切である。

（4）骨格筋が中心で平滑筋には効果が少ないので、関節についている筋と動作筋を中心に行うこと。

＊参考：「バイオキネティクス—運動力学からリハビリテーション工学—（杏林書院,1991）」
　　　著：永田 晟

3 本書の使い方（トリセツ）

　この節は、いわゆるトリセツ（取り扱い説明書）にあたる最も重要な節です。
　序章にも記載しましたが、テクニックを安全に正しく行うことで、初めて本書に記した効果が期待できます。必ず、この節に目を通してから、本書を使用しましょう。

1 目的、用途に合わせた本書の使用方法

　本書は、この1章と、テクニックの具体的な方法を記載した2章、そして索引機能となる3章からなります。

目的別　検索例

(1) 筋肉や効能、テクニックの名前などから検索したい場合
　1章（トリセツ）→ 3章（検索）→ 2章（具体的なテクニックの実践法）

(2) テクニック自体を知りたい場合
　1章（トリセツ）→ 2章（具体的なテクニックの実践法）

---

2 第2章（本章）の解説

　2章は本章となります。
　ストレッチ・テクニックの、一つ一つの解説パートとなります。
　ここでは、解剖学的な用語の意味を含め解説していきます。

テクニックページの使い方

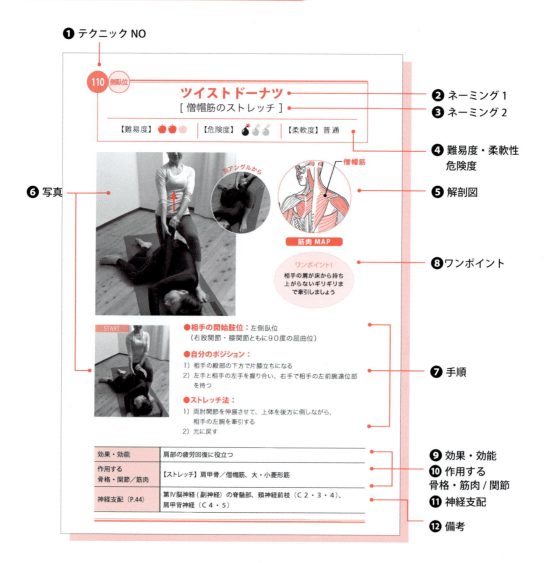

❶テクニックナンバー
200個のストレッチの、テクニックの通しナンバー。

❷ネーミング1
項目のテクニックの形や動きからイメージするあだ名。

❸ネーミング2
項目のテクニックで一番効く、あるいは一番効かせたい筋肉の名前を記載。

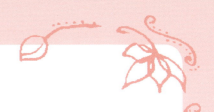

❹難易度

テクニック自体の複雑性、ストレッチの角度の難しさ、自分（行う側）の筋力や体重、身体バランス能力、身体の使い方、相手（受ける側）と自分（行う側）の体格差や柔軟性の差、などから難易度を3段階に分けた。アイコン1つが低く、3つが高い。

柔軟性

相手（受ける側）の柔軟性が標準よりも低い又は高い、という視点でテクニックの特徴を3つに分けた。
- ●身体の柔軟性が低い場合は、やりづらい
- ●身体の柔軟性が高い場合は、ストレッチが効きづらい
- ●普通

危険度

バランスを崩すと転倒する、強く行いすぎると関節や筋肉に負担がかかる、方向性を間違えると危険が及ぶ、などの危険性からリスクを3段階に分けた。
アイコン1つが低く、3つが高い。

❺解剖図

ネーミング2の筋肉を指し示す解剖図

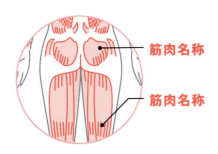

筋肉名称

筋肉名称

テクニックページの使い方

❻写真

1) 一番上の大きいサイズ…ストレッチが完成した形
2) 2番目以降の小さなサイズ…スタートの形や、途中の形、別アングル等
   例) START ……「自分のポジション」の形
   ストレッチ1 ……「ストレッチ法1)」の形

≪マークについて≫
(1) 自分の力の方向や相手にかかる力の方向…… →
(2) 固定…… ○

❼手順
テクニックを行う手順。

(1) 相手の開始肢位
テクニックを始める時に、相手（受ける側）がとっている姿勢。

(2) 自分のポジション
テクニックを始める時に、(1) の相手に対し、自分（行う側）が取る姿勢や位置。
（文章で「自分の」は省略している。）
（例）右鼡径部に、相手の左足底部をあてる。

意味→（自分の）右鼡径部に、相手の左足底部をあてる。

《施術者の姿勢》

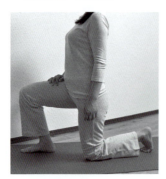
[A] 片膝立ち①

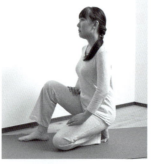
[B] 片膝立ち②
片足は爪先立ちで踵の上に腰を下ろす

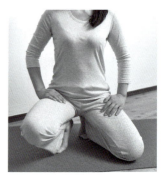
[C] 爪先立ち①
爪先立ちで踵の上に腰をおろし、片膝を床につく

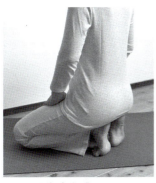

[D] 爪先立ち②
爪先立ちで踵の上に腰をおろし、
両膝を開いて床につく

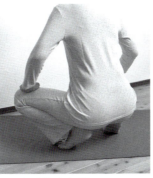

[E] 爪先立ち③
爪先立ちで踵の上に腰をおろし、
膝を開く

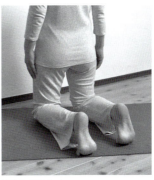

[F] 両膝立ち

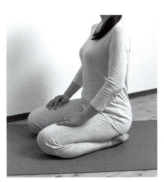

[G] 正座で膝を開く

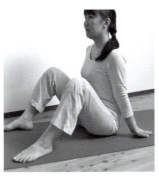

[H] 両膝を立てて座り、
膝を開く

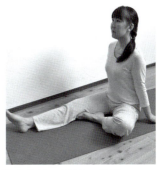

[I] ハーフロータス
長坐位になり、片方の股関節を
外転させ、膝関節を屈曲させる

(3) ストレッチ法

ストレッチが始まるところからの方法を記載。

ストレッチは本来、筋に力を入れて弛緩する自動的な方法が一般的です。
「タイマッサージ・ストレッチ」の場合は、筋に力を入れず第三者の補助を利用し、
伸長する筋の張力を更に高める方法を主としています。その分、関節可動域は広
がりますが、リスクもやや高まるため、関節の安全に配慮しましょう。

手順や作用する骨格・関節／筋肉、神経支配について、用語の理解が難しい、と
感じたら「本書に必要な解剖学用語の解説」(P.34)を参考にし、読み進めて下

テクニックページの使い方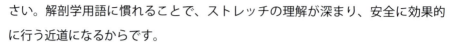

さい。解剖学用語に慣れることで、ストレッチの理解が深まり、安全に効果的に行う近道になるからです。

※体重を使ったものは、押すではなく、「圧す」を表しています。

❾ワンポイント

テクニックを安全に正しく行うためのちょっとしたコツや、留意すべき注意点を記載。

❿期待できる効果：効能

項目のテクニックを行うことにより、スムーズになった動き及び関連する症状などを記載。

（例）は、当研究会の現場経験に基づく一例を載せています。

⓫作用する骨格・関節／筋肉

主に作用する関節／筋肉を記載（上位3つまで）。

◎留意点◎

関節が作用する際、単一の筋肉だけではなく、多数の筋肉が連動して作用することが一般的です。特に、タイマッサージに関しては、単関節ではなく多関節に作用することが常です。ここでは、分かりやすい表現として、開始肢位より起始部、停止部が最も離れる、つまりストレッチされる重要な筋肉のみを記載しました。その周りには、協働筋の働きがあることをイメージするのは容易です。しかしながら、タイマッサージはパッシブストレッチの類に属するものであり、本書では牽引的なテクニックも紹介しています。必ずしも起始部と停止部、あるいは主動筋と拮抗筋の働きで分類できるものではありません。

⓬神経支配

作用する関節／ストレッチによって作用する、筋肉に関係する神経支配を記載。

⓭備考・注意

テクニックを安全に行う際に、特別に注意してもらいたいケースをマークで表記しました。もちろん、ここを守っていれば安全、ということではありません。注意点は十人十色です。必ず相手に合わせて慎重に行いましょう。

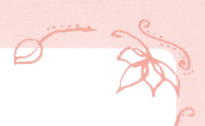

《マークの意味》

- **(腰部)**￣￣￣￣　腰部に不具合と愁訴がある場合には無理に行わない。
- **(膝部)**￣￣￣￣　膝部に不具合と愁訴がある場合には無理に行わない。
- **(足部)**￣￣￣￣　足部に不具合と愁訴がある場合には無理に行わない。
- **(手部)**￣￣￣￣　手部に不具合と愁訴がある場合には無理に行わない。
- **(肩部)**￣￣￣￣　肩部に不具合と愁訴がある場合には無理に行わない。
- **(頚部)**￣￣￣￣　首部に不具合と愁訴がある場合には無理に行わない。
- **(高齢者)**￣￣￣　高齢者など、骨粗鬆症（こつそうしょう）の疑いがある場合には行わない。ただし、70代の二人に一人は骨が弱くなっており、骨の健康維持にも適度な刺激は必要である。コンデイションを確認し、回数を重ねることで、許容範囲を広げていくのもよい。特に骨に負担のかかるテクニックにマークをつけた。
- **(股関節)**￣￣￣　人口股関節の場合は行わない。
- **(月経中)**￣￣￣　月経中は行わない。
- **(クッション)**…　クッションなどを使用することで、安全性が高まる。

4 本書の理解に必要な解剖学用語の解説

本書を理解し、安全に行う上で必要となる解剖学用語を解説します。

1 身体の部位（呼称）

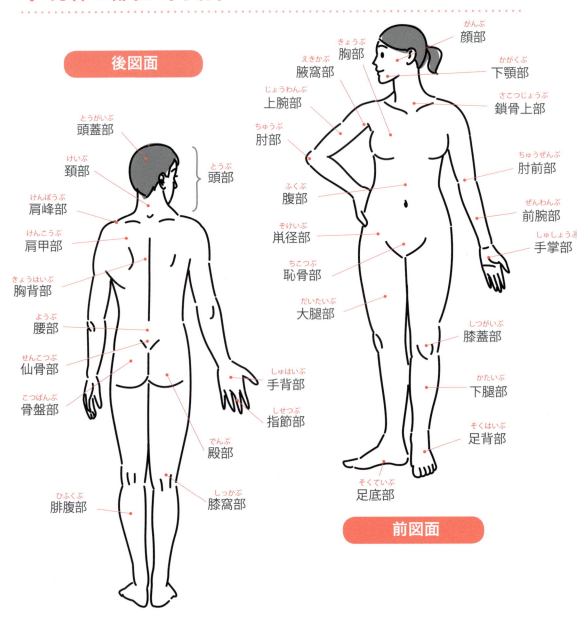

＊解剖学用語の引用：「改正版　ボディ・ナビゲーション（医道の日本社　2012）」著：Andrew Biel

2 身体の断面

　身体の動きや身体構造の位置や方向を表現する際、まっすぐに立ち、手掌を前面に向けた姿勢（解剖学的正位）を基準にし、3つの断面で分けると表現しやすいです。

　◎矢状面（しじょうめん）……身体を左右に分ける面。身体の中心で身体を左右に等分する面を正中面といいます。「内側」「外側」は矢状面と関係しています。
　◎前額面（ぜんがくめん）……身体を前後に分ける面。「前」「後」は前額面を関係しています。
　◎横断面（おうだんめん）……身体を上下に分ける面。「上」「下」は横断面と関係しています。

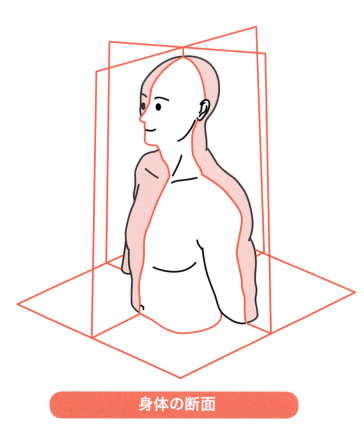

身体の断面

3 動きの方向と位置

身体の動きの方向と位置を表すために使う専門用語。逆方向を示す用語とペアになっています。

用語	意味	用語	意味	使い方の例
頭方（とうほう）	より頭に近い側	下方（かほう）	より頭から遠い側	足底を頭方へ圧す
前方（ぜんぽう）	身体のより前側	後方（こうほう）	身体のより後ろ側	仙骨を前方に押し出すように
内側（ないそく）	身体の正中線により近い側	外側（がいそく）	身体の正中線により遠い側	左腕を外側へおく
近位（きんい）	体幹または正中線により近い側	遠位（えんい）	体幹または正中線により遠い側	大腿遠位部へ近づける

図3 身体の動きの方向と位置

4 身体の動き

使用した2つの解剖学用語
　屈曲（くっきょく）……　関節の角度を小さくする運動。
　伸展（しんてん）……　関節の角度を大きくする運動。

5 姿勢の解説とサポート（枕・クッション）について

相手（受ける側）の開始肢位に使います。
　背臥位（はいがい）……　背（部）を下に向けて寝た姿勢のこと。
　側臥位（そくがい）……　身体および顔を横に向けて寝た姿勢のこと。
　腹臥位（ふくがい）……　腹（部）を下に向けて寝た姿勢のこと。
　座位（ざい）…………　座った姿勢のこと。
　立位（りつい）…………　立った姿勢のこと。

6 身体の系統解剖

【骨格系】
〈前面〉

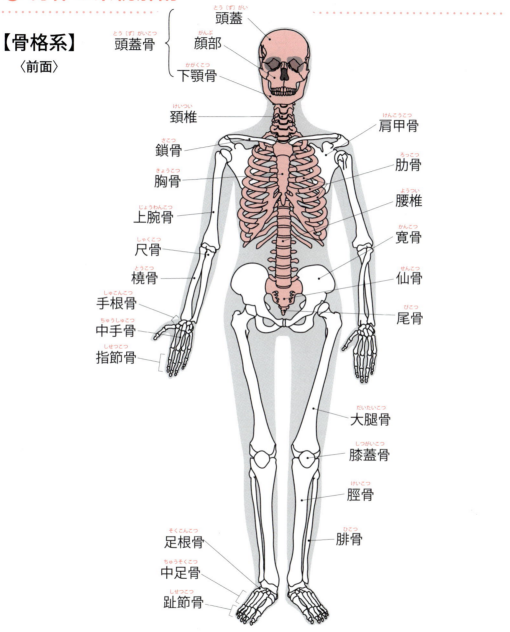

頸椎	Cerical (C)	第1頸椎C1〜第7頸椎C7
胸椎	Thoracic (T)	第1胸椎Th1〜第12頸椎Th12
腰椎	Lumber (L)	第1腰椎L1〜第5腰椎L5
仙椎	Sacral (S)	第1仙椎S1〜第5仙椎S5（全体として1個の仙骨をつくる）
尾椎	Coccygeal (Co)	第1尾椎Co1〜第3〜6尾椎Co3〜6（全体として尾骨という）

＊ 解剖学用語の引用：「改正版　ボデイ・ナビゲーション（医道の日本社　2012）」著：Andrew Biel

【骨格系】
〈後面〉

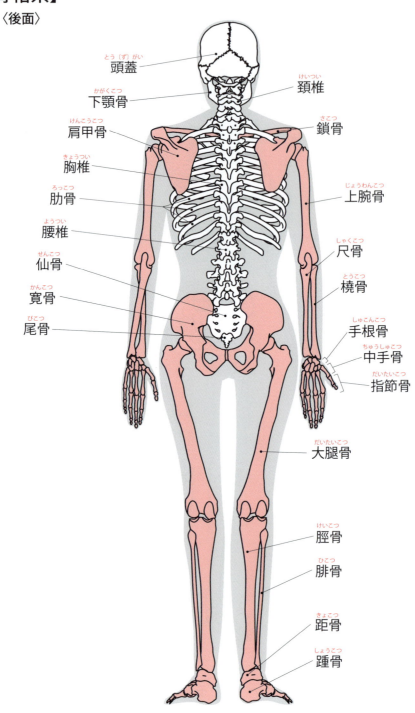

＊ 解剖学用語の引用：「改正版　ボデイ・ナビゲーション（医道の日本社　2012）」著：Andrew Biel

【筋肉系】
〈前面〉

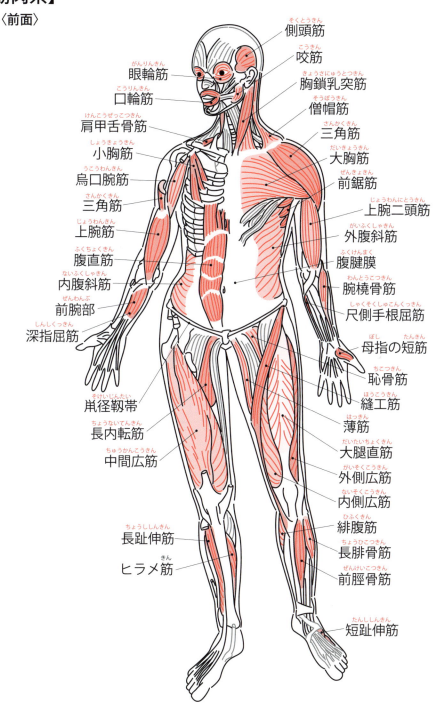

＊解剖学用語の引用：「改正版　ボデイ・ナビゲーション（医道の日本社　2012）」著：Andrew Biel

【筋肉系】
〈側面〉

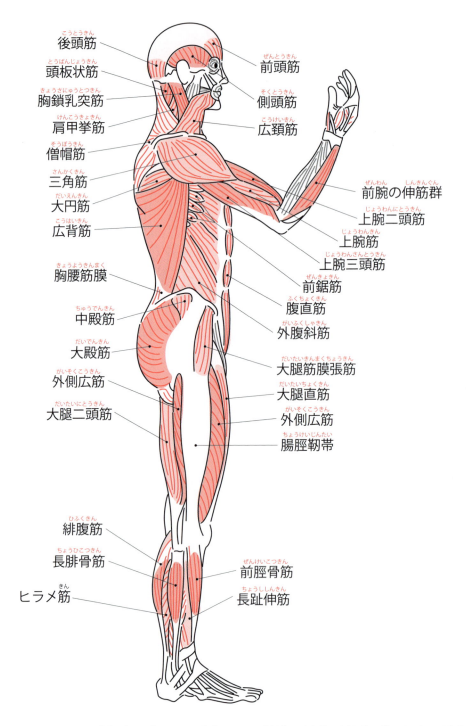

＊解剖学用語の引用：「改正版　ボディ・ナビゲーション（医道の日本社　2012）」著：Andrew Biel

【筋肉系】
〈後面〉

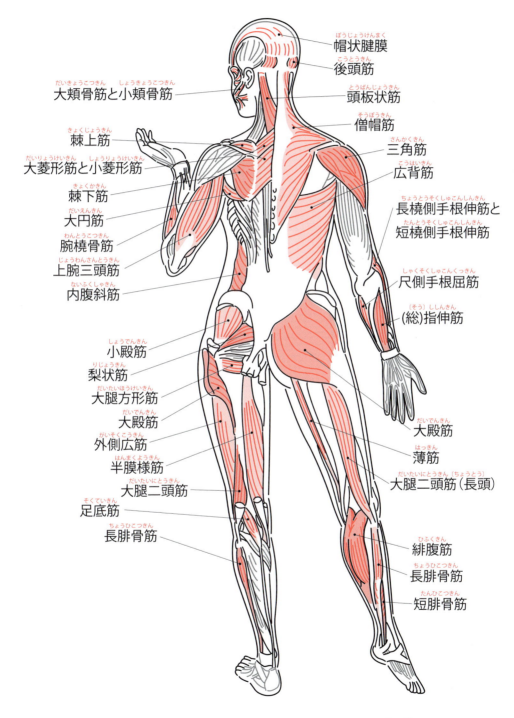

＊ 解剖学用語の引用：「改正版　ボデイ・ナビゲーション（医道の日本社　2012）」著：Andrew Biel

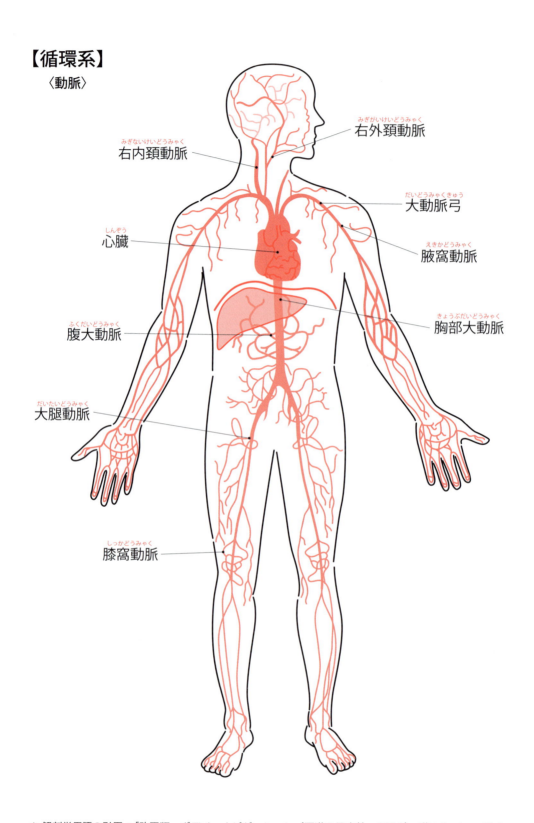

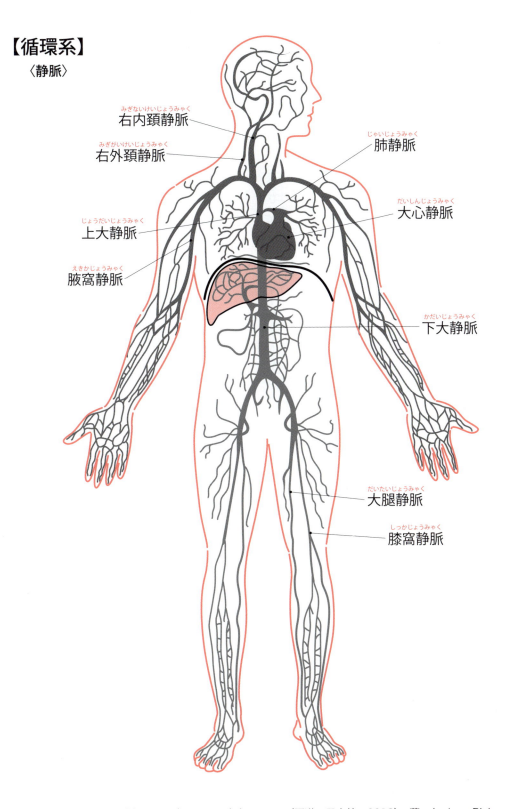

【神経系】

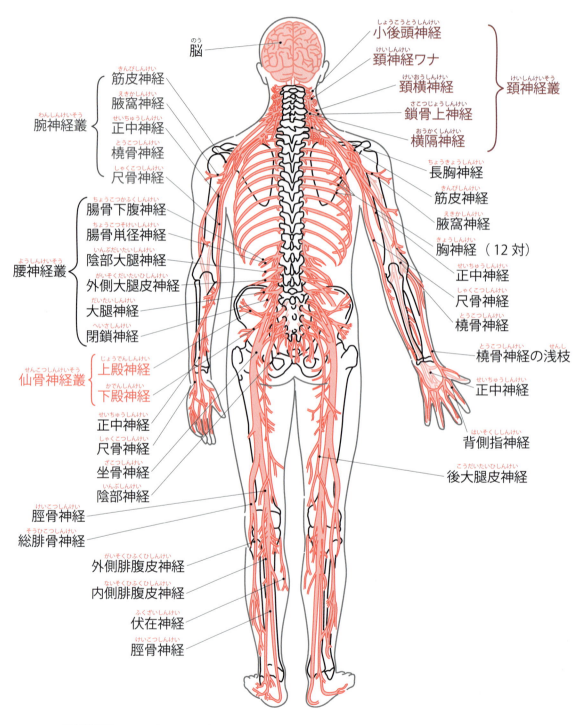

【リンパ系】

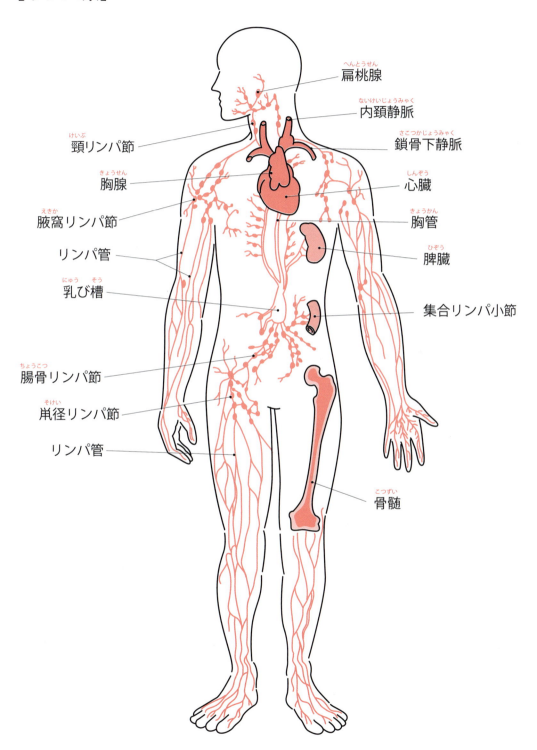

＊ 解剖学用語の引用：「改正版　ボデイ・ナビゲーション（医道の日本社　2012）」著：Andrew Biel

7 参考にしたいQ&A

本書を読み進めて、立ち止まってしまった時に参考にしたいQ&A。

1）写真と同じ形にならない

やり方やストレッチの方向性に間違いがあった場合を除き、アプローチする部位に関して、相手（受ける側）の関節、筋肉の柔軟性の低さで起こることが多いです。その場合は無理に同じ形に近づけることはなく、相手の気持ちのよい範囲に留めましょう。また、ワンポイントや、❹柔軟性を参考にするとよいです。同じ部位にアプローチするテクニックがいくつか紹介されていたら、やさしいものを選択すると上手くいきます。

2）効いているところ（筋肉）が違う

やり方やストレッチの方向性に間違いがあった場合を除き、アプローチする部位に関して、相手（受ける側）の関節、筋肉の柔軟性が極端に低いもしくは高い場合に起こることが多いです。あるいは、アプローチする部位に近い関節の柔軟性が低い場合にも起こりえます。

例えば、「膝関節/大腿二頭筋」を狙ったテクニックが、「足関節/腓腹筋」に効く、ということは十分あり得ます。その場合は、「足関節/腓腹筋」にアプローチできるテクニックを先に行い、腓腹筋を弛めてから目的のテクニックを行った方が上手くいきます。

3）書いてあるようにやると、逆にやりにくい

相手（受ける側）と自分（行う側）の体格差によって、書いてある通りには、やりづらい場合があります。その場合は、同じ部位をアプローチする別のテクニックを選択するのもよいです。また、自分（行う側）には、必ず身体の使い方の癖（くせ）がある、ということも忘れてはなりません。

身体の歪み、柔軟性、筋力、身体バランス能力などが影響します。

その場合は、テクニックの方法とストレッチの方向性を理解した上で、自分のやりやすい立ち位置や持ち方を工夫するのもよいです。ただし、本書では「小さな人が大きな人を行う」場合を想定し、テコの原理や体重を使った無理、無駄の少ない合理的

なやり方で行っています。もし、写真の方がしなやかで無理のない動きだと感じたら、自分もそうできるように自身の身体を変えていくとよいでしょう。

4）ストレッチの長さは、何秒ぐらいが適当か

上記に記載したストレッチの効果を意識する場合、本書で紹介するタイマッサージ・ストレッチにおいては10秒〜15秒程が適当です。

5）相手の力が抜けない

相手（受ける側）の力が抜けない時、まず疑った方がよいのは、自分（行う側）が相手（受ける側）の緊張を誘発している可能性です。「相手（受ける側）が受け入れやすい触れ方」ができているか、直ちに確認すべきです。

《相手（受ける側）が受け入れ難いと感じる時》
・アプローチによって、痛みが生じた時
・強すぎると感じた時
・不快に感じた時
・不安に感じた時

そのほか、落ち着かない環境（室温、騒音、明るさ、臭いなど）も緊張を誘発する要因となるので、できる限り落ち着く環境を整えることに配慮するとよいでしょう。

逆に、相手（受ける側）が受け入れやすい触れ方の参考例をいくつか挙げます。
もちろん、ストレッチの方向性は正しく行うことが前提となります。

《相手（受ける側）が肯定しやすい触れ方の例》
・自分（行う側）が落ち着いている。
・様子をみながら、ゆっくりとやさしく触れる。
・やりすぎない。他動的ストレッチにおいては、関節可動域の限界から
　70％程度に留めておくのが適度である。
・呼吸のペースに合わせて動作する。
・触れられて気持のよいところに手をおく。
・自分（行う側）は安定した動きで行う。
・相手に確認しながら行う。

6）呼吸はどうしたらよいか

　吐く息を意識した、ゆっくりとした呼吸がよいです。特別なケースでない限り、双方、息を止めない方がよいです。一般的には、胸を開く時には吸い、閉じる時には吐く。また、吸う息は鼻から、吐く息は口から行います。

7）相手に腰痛などの痛みがある場合、どうしたらよいか

　医療事故を防ぎ、安全に行うためには、痛みのある個所がないか、相手（受ける側）に触れる前に、事前に確認しなければならなりません。もし、痛みがある場合は、「どういう動きを行うと、どんな風に痛むのか」詳しく訊ねておきましょう。そして、その動きと同じ形になるテクニックは行わないようにします。もし、その判断がつかない場合は、行わない方が無難です。勿論、検査法に熟知していれば、それを適応するのもよいでしょう。

　脊椎に関する不具合がある場合には、特に、「座位」でのテクニックには十分に留意しなければなりません。図4から分かるように「座って前傾」の姿勢は、腰部への負担が大きいのです。

　床方向への脊椎の圧迫や、前方への圧し出し、そして脊柱の捻りなどが含まれるテクニックは行わない方が無難です。

　これからどんなことを行うのか、事前に説明し承諾を得ることも、医療事故を防ぐことに役立つ。もちろん、自分（行う側）自身に痛みのある場合は、無理に行わない方がよいことは、言うまでもありません。

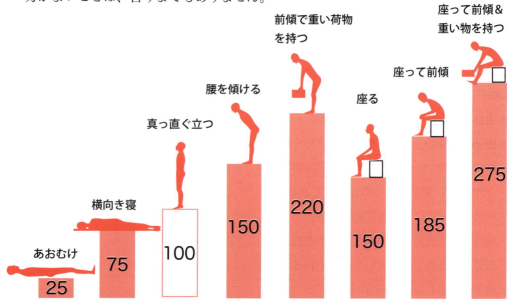

図4　引用：姿勢による腰への負担 (Nachemson MD.PhD.1976)

8）シニアの人におこなってもよいか

一口にシニア世代といっても個人差が大きいです。

健康な場合は、無理のない範囲であれば、行ってもよいテクニックも多くあります。しかし、疾患を持つ場合は、特別な予備知識と経験値が必要となります。

無知のまま行うと、神経の損傷や血管の破裂など、取り返しのつかない医療事故に繋がる場合もあるので十分注意します。また、「タイマッサージ・ストレッチ」で一番に気を付けたいのは骨折です。骨粗鬆症（こつそそうしょう）の疑いがある場合には行わない方が無難です。

9）妊娠中におこなってもよいか

妊娠中は、骨格及び体内の変動の大きい時期です。

特に、循環器への働きかけは、母子共に危険を伴います。もし何らかの疾患がある場合は要注意です。行う場合は、双方同意の上で、骨格や循環器に影響のない範囲を守り、安定期に入った場合のみ行うことをおすすめします。もちろん、妊娠初期からお腹への圧迫は避けた方がよいです。

10）月経中に行ってもよいか

月経中は、逆転（骨盤が逆さ）になるテクニックは避けたいです。

月経血が逆流するからです。その他は個人差があるので、痛みや不快感を誘発しないように行えばよいでしょう。

11）パッシブ・ストレッチ以外のストレッチ方法もあるのか

ここで紹介するストレッチ・テクニックのほとんどは、パッシブ（又はアシステッド）・ストレッチです。しかし、ごくわずかですが、アクテイブ・ストレッチを補助する方法として、テクニックを紹介しています。例えば、NO.144、NO145などです。

本書で紹介するいくつかのストレッチは、PNF（固有受容性神経筋促通法）としても応用ができます。PNFに精通している場合は活用してもよいでしょう。

8 順序（シークエンス）の例

　ここに、本書で紹介するテクニックを、どのような順序（シークエンス）で行っているのか、いくつかの例を挙げます。

　タイマッサージの施術において、実際にはストレッチとストレッチの間に、手掌や指、足などで圧迫しながら関節を動かすようなテクニックが入ることが一般的です。最後に、本書で紹介するストレッチ・テクニックを中心に構成した「厳選１０」のストレッチ・テクニックをご紹介し、次章では具体的なテクニックの方法を200個紹介します。

　さっそく実際にやってみましょう！

順序（シークエンス）厳選10

● ある肩こり

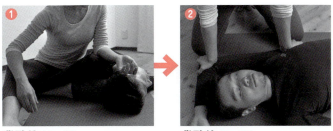

背臥位 No.68　　背臥位 No.71

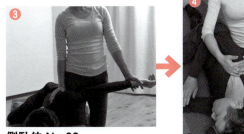
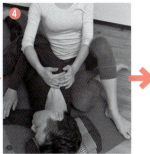
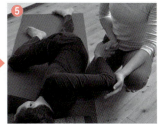

側臥位 No.99　　側臥位 No.104　　側臥位 No.105

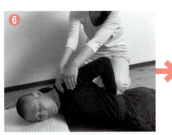
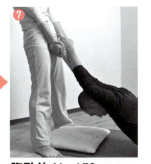

腹臥位 No.140　　腹臥位 No.150

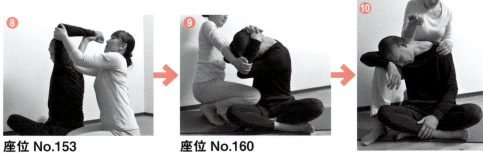

座位 No.153　　座位 No.160　　座位 No.166

● ある腰痛

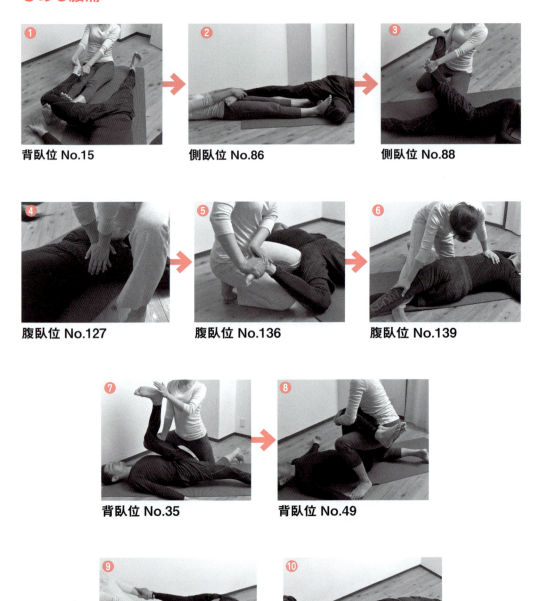

● 一般的な猫背

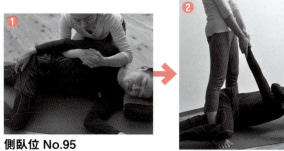

側臥位 No.95　側臥位 No.111

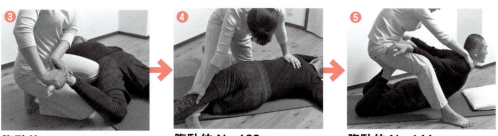

腹臥位 No.136　腹臥位 No.138　腹臥位 No.144

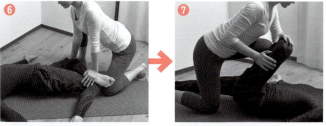

背臥位 No.27　背臥位 No.42

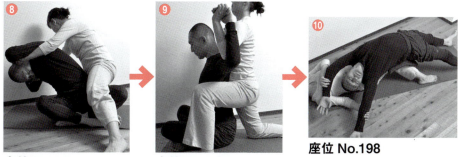

座位 No.164　座位 No.190　座位 No.198

●一般的な脚のむくみ

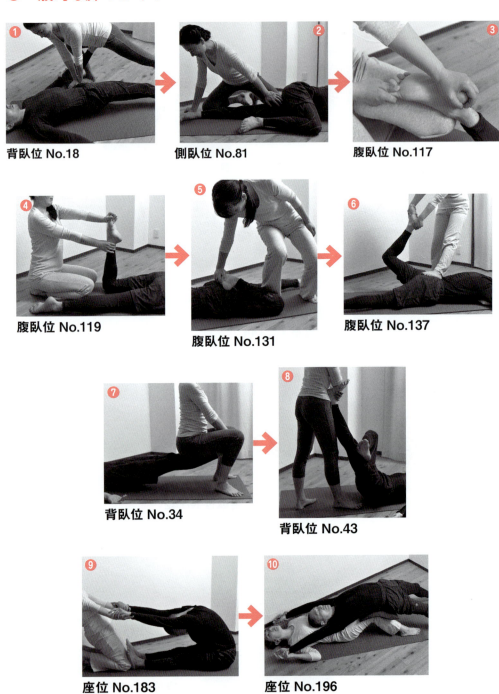

背臥位 No.18　側臥位 No.81　腹臥位 No.117

腹臥位 No.119　腹臥位 No.131　腹臥位 No.137

背臥位 No.34　背臥位 No.43

座位 No.183　座位 No.196

●ある健康的なシニア

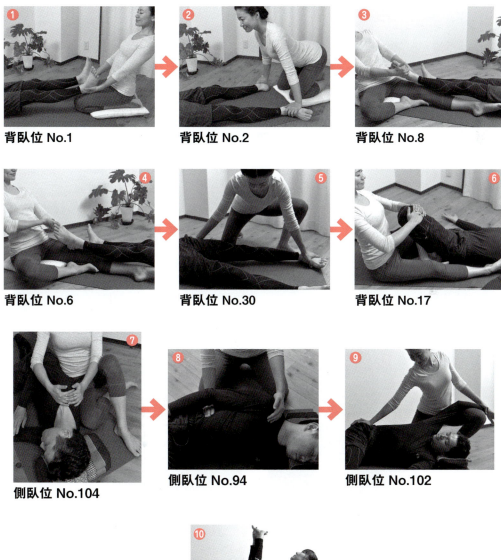

背臥位 No.1　背臥位 No.2　背臥位 No.8

背臥位 No.6　背臥位 No.30　背臥位 No.17

側臥位 No.104　側臥位 No.94　側臥位 No.102

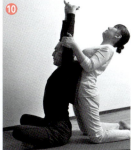

座位 No.176

●あるコンデイションのよいスポーツ選手（フットボールプレイヤー）

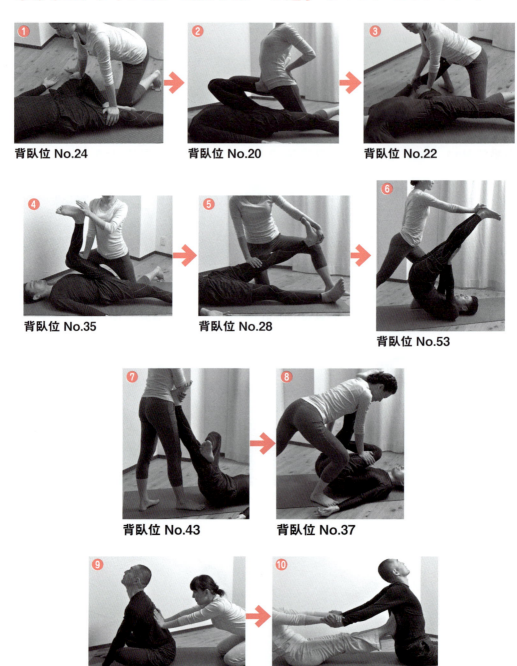

① 背臥位 No.24
② 背臥位 No.20
③ 背臥位 No.22
④ 背臥位 No.35
⑤ 背臥位 No.28
⑥ 背臥位 No.53
⑦ 背臥位 No.43
⑧ 背臥位 No.37
⑨ 座位 No.180
⑩ 座位 No.191

第2章

タイマッサージ・ストレッチ
テクニック

1 背臥位のテクニック

Haigai Technique

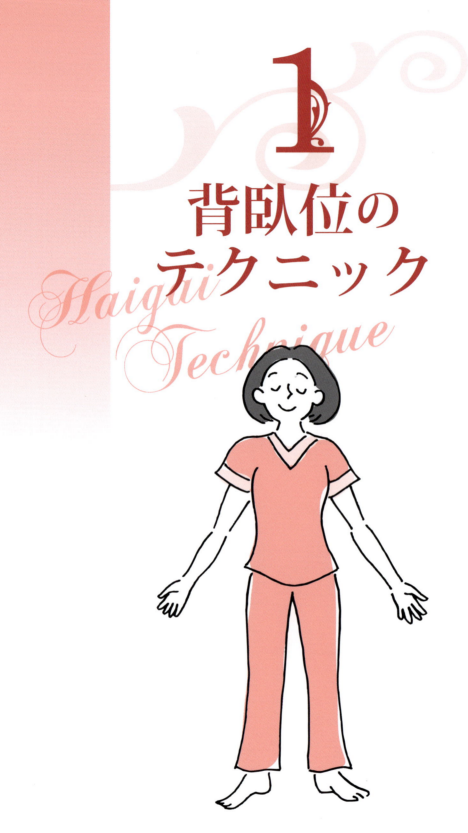

【基本的な背臥位の相手の開始肢位】

1 背臥位（仰向け）でのテクニックの特徴

背臥位（はいがい）……背（部）を下に向けて寝た姿勢のこと

　背臥位の足先から始めるタイマッサージでは、背臥位→側臥位→腹臥位→背臥位→座位の流れで全身を整えるのが、比較的ベーシックです。その中でも、前半と後半に２回ある背臥位でのストレッチの役割は、大きく２つに分かれます（バンコクでよくみられるパターン）。

　前半に行う背臥位のテクニックは、主に相手の身体の状態を理解し、これから行う全体の施術を見極めるという大きな役割を担っています。施術開始直後、相手の身体は凝り固まり、初めての施術に緊張していることもあります。そのため、ここでの施術如何で、これからの施術がうまくいくかどうかが決まると言っても過言ではありません。特にゆっくりと慎重に行うことが大切です。

　後半に行う背臥位では、全身を大きく動かし、作用する関節／筋肉の範囲は大きく広がります。それまでに行ってきた施術により、心身共にリラックスした状態になっていますので、ダイナミックな動きが可能となります。ただし、大きな動きを伴う手技を行う際には特に相手と呼吸を合わせ、より慎重になる必要があります。施術の終盤になるここでのテクニックは、今日の疲労箇所、多く施術した箇所に作用するストレッチを選んで行うことでバランスの調整や、揉み返しを防ぐ効果も期待できます。

2 注意点

　特に下肢へのアプローチが多い背臥位では、人工股関節や、膝関節を深く曲げる際に痛みを伴う疾患、妊婦への腹部を圧迫するようなテクニック、脊柱の特に腰椎・頸椎に及ぶストレッチなどを行う際には相手の状態を確認し、相談しながら行うようにしてください。

　股関節が極端に硬い相手の時など、膝の下にクッションを置くと楽な場合は適宜使用しましょう。枕は脊柱に無理のない薄いものを使用するか、脚を天井方向へ上げるなどの逆転の動きでは、枕を使用しない方が脊柱への負担が軽減されます。

第２章　タイマッサージ・ストレッチ　テクニック

001 背臥位

お手玉
[大腰筋のストレッチ]

【難易度】　【危険度】　【柔軟度】 普通

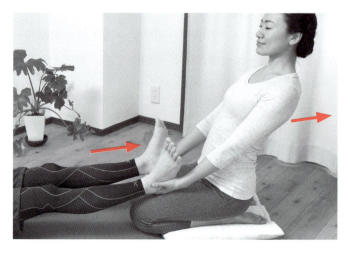

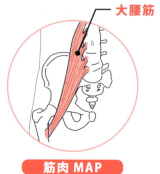

筋肉 MAP　大腰筋

START

● **相手の開始肢位**：背臥位

● **自分のポジション**：
1）相手の足元で正座する
2）大腿遠位部に相手の両足を乗せ、相手の踵を両手で下から持って支える

● **ストレッチ法**：
1）上体を後方に倒しながら相手の両脚を牽引する
2）元に戻す

ワンポイント！
相手の踵にぶら下がるような気持ちで思い切って体を後ろに倒すとしっかり伸ばすことができます

効果・効能	腰部の緊張緩和に役立つ
作用する骨格・関節／筋肉	【ストレッチ】股関節／大腰筋　骨盤／腰方形筋
神経支配（P.44）	腰神経叢（Ｌ１・２・３・４）、腰神経叢（Ｔ１２、Ｌ１・２・３）

002 背臥位

センのおじさん
[半腱・半膜様筋のストレッチ]

【難易度】 　【危険度】 　【柔軟度】 普通

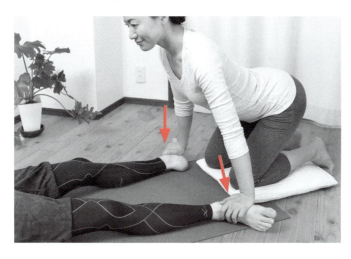

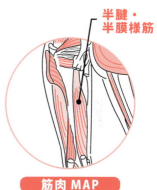

筋肉 MAP

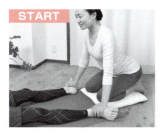

START

ワンポイント！
股関節が硬い相手に行うときは膝が少し曲がっていても OK

●**相手の開始肢位**：背臥位 (両足を肩幅程度に開く)

●**自分のポジション**：
1) 相手の足元で、爪先立ちで踵の上に腰をおろし、両膝を開いて床につく
2) 両手掌を相手の両足内側に置く

●**ストレッチ法**：
1) 腰を上げて両手掌に体重をのせ、相手の両足を床方向に圧迫する
2) 元に戻す
3) 両手掌の位置を変えて同様に行う
4) 元に戻す

効果・効能	下肢の緊張緩和に役立つ　（例）緊張がゆるみ美脚になる
作用する骨格・関節／筋肉	【ストレッチ】膝関節・股関節／半腱・半膜様筋
神経支配（P.44）	坐骨神経（脛骨枝Ｌ４・５、Ｓ１・２）
注意（P.33）	（膝部）（クッション）

第2章 タイマッサージ・ストレッチ テクニック

003 背臥位

扇子
[腓骨筋のストレッチ]

【難易度】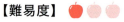 　【危険度】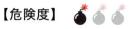 　【柔軟度】身体が柔らかい人には効きづらい

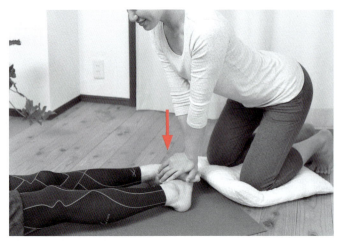

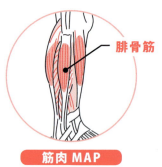

腓骨筋

筋肉MAP

START

● **相手の開始肢位**：背臥位

● **自分のポジション**：
1) 相手の足元で、爪先立ちで踵の上に腰をおろし、両膝を開いて床につく
2) 相手の右足背に左足を重ね、その上に両手を重ねて置く

● **ストレッチ法**：
1) 腰を上げて両手掌に体重を乗せ、相手の足背を床方向に圧迫する
2) 元に戻す

ワンポイント！
真下よりも少し斜めに自分の脚の方へ倒すようにするとしっかり伸びます

効果・効能	下肢の疲労回復に役立つ　（例）ガニ股の人に効果的
作用する骨格・関節／筋肉	【ストレッチ】足関節／長・短腓骨筋、長趾伸筋
神経支配（P.44）	浅腓骨神経（L4・5、S1）、腓骨神経（L4・5、S1）

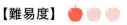 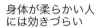

004 背臥位 バンブーダンス
[前脛骨筋のストレッチ]

【難易度】● ○ ○　【危険度】💣 ○ ○　【柔軟度】身体が柔らかい人には効きづらい

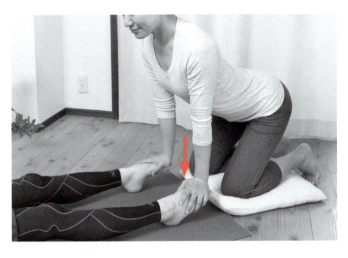

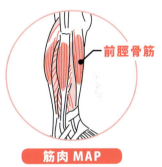

筋肉MAP／前脛骨筋

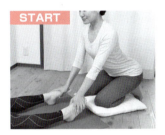

START

● **相手の開始肢位**：背臥位（両足を腰幅程度に開く）

● **自分のポジション**：
1) 相手の足元で、爪先立ちで踵の上に腰をおろし、両膝を開いて床につく
2) 相手の両足背に両手掌を置く

● **ストレッチ法**：
1) 腰を上げて両手掌に体重を乗せ、相手の足背を床方向に圧迫する
2) 元に戻す

ワンポイント！
足指の付け根に手根を置き、真下よりも少し斜めに自分の脚の方へ倒すようにするとしっかり伸びます

第2章 タイマッサージ・ストレッチテクニック

効果・効能	足関節の柔軟性の向上に役立つ　（例）坂道が楽に歩けるようになる
作用する骨格・関節／筋肉	【ストレッチ】足関節／前脛骨筋、長趾伸筋、長母指伸筋
神経支配（P.44）	深腓骨神経（L4・5、S1）、腓骨神経（L4・5、S1）

005 背臥位

はっけよい
[腓腹筋のストレッチ]

| 【難易度】 | 【危険度】 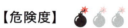 | 【柔軟度】 普通 |

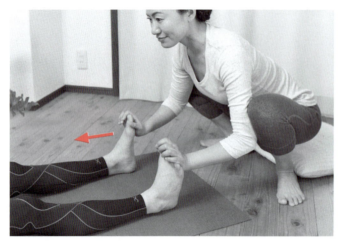

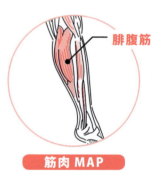

腓腹筋

筋肉 MAP

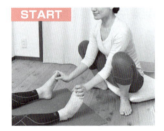

START

●**相手の開始肢位**：背臥位（両足を腰幅程度に開く）

●**自分のポジション**：
1) 相手の足元で両足を開いてしゃがむ
2) 足底側から両手で相手の足趾を持つ

●**ストレッチ法**：
1) 手掌に体重をかけ、相手の足底遠位部を相手の頭方に向かって圧す
2) 元に戻す

ワンポイント！
床に置いたすっごく重い箱を向うへ圧すようなつもりで体重をかけるとしっかり伸ばすことができます

効果・効能	足関節の柔軟性の向上に役立つ　（例）つまずきにくくなる
作用する 骨格・関節／筋肉	【ストレッチ】足関節／腓腹筋、ヒラメ筋
神経支配（P.44）	脛骨神経（L5、S1・2）

006 背臥位 きのこ狩り
[足趾の伸筋・屈筋のストレッチ]

【難易度】 　【危険度】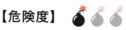 　【柔軟度】 普通

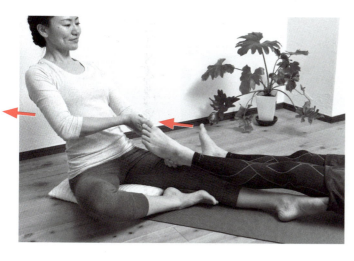

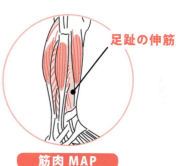

足趾の伸筋

筋肉MAP

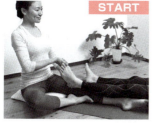

START

● **相手の開始肢位：** 背臥位（両足を腰幅程度に開く）

● **自分のポジション：**
1) 相手の足元で長座位になり、右脚を外に開き、右膝関節を屈曲させる
2) 左手で相手の左足を持ちあげ、左下腿の上に相手の左下腿を乗せる
3) 左手で相手の左踵を支え、右手で相手の左母趾をつかむ

ワンポイント！
足指をつかむ指は指先ではなく面で捉えるようにすると心地よいです

● **ストレッチ法：**
1) 相手の左母趾の第一関節を自分の方向に軽く引きながら、円を描くように回す
2) 上体を後方に倒し、相手の左母趾を牽引する
3) 元に戻す
4) 他の足趾も1本ずつ同様に行う
5) 元に戻す

効果・効能	足趾の血液循環を促進する　（例）しもやけの症状が和らぐ
作用する骨格・関節／筋肉	【ストレッチ】中足趾節関節／長母趾伸筋、長母趾屈筋、長趾伸筋、長趾屈筋
神経支配（P.44）	深腓骨神経（L4・5、S1）、脛骨神経（L5、S1・2）、腓骨神経（L4・5、S1）

第2章　タイマッサージ・ストレッチ　テクニック

007 背臥位 すりこぎ
[前脛骨筋のストレッチ]

【難易度】● ○ ○ 　【危険度】💣 ○ ○ 　【柔軟度】　普通

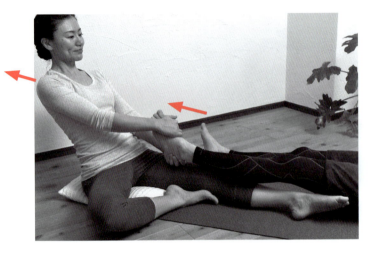

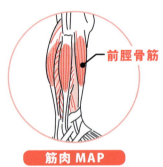

前脛骨筋

筋肉 MAP

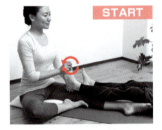

START

●**相手の開始肢位**：背臥位

●**自分のポジション**：
1) 相手の足元で長座位になり、右脚を外に開き、右膝関節を屈曲させる
2) 左手で相手の左踵を持ちあげ、左下腿の上に相手の左下腿を乗せる
3) 左手で相手の左踵を持ち、右手で相手の左足先を持つ

ワンポイント！
足首の可動域を全ての角度でMaxまで動くようにぐるーりと回しましょう。股関節までもが動くように意識して！

●**ストレッチ法**：
1) 相手の足首を、円を描くようにゆっくり回す
2) 上体を後方に倒し、相手の脚を軽く牽引する
3) 元に戻す

効果・効能	下肢のウォームアップに役立つ
作用する 骨格・関節／筋肉	【ストレッチ1】足関節／前脛骨筋、長趾伸筋、長母趾伸筋 【ストレッチ2】膝関節・股関節／縫工筋
神経支配（P.44）	大腿神経（L 2・3・[4]）

008 背臥位

うんとこしょ、どっこいしょ
[薄筋・大腿筋膜張筋のストレッチ]

【難易度】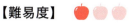 　【危険度】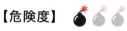 　【柔軟度】 普通

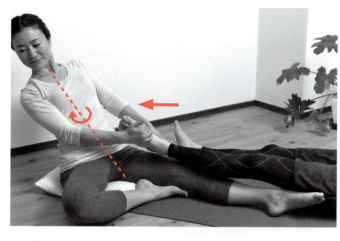

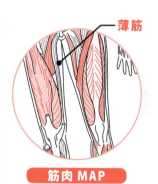
筋肉MAP

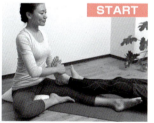
START

ワンポイント！
脚を股関節から捻る、引くつもりで行うとしっかり効かせることができます

●**相手の開始肢位：** 背臥位
●**自分のポジション：**
1）相手の足元で長座位になり、右脚を外に開き、右膝関節を屈曲させる
2）左手で相手の左踵を持ちあげ、左下腿の上に相手の左下腿を乗せる
3）左手で相手の左踵を持ち、右手で相手の左足背を持つ

●**ストレッチ法：**
1）上体を右に捻りながら後方に倒し、相手の左脚を軽く捻りながら牽引する　　2）元に戻す
3）右手で相手の左踵を支え、左手で相手の左足背を持つ
4）上体を左に捻りながら後方に倒し、相手の左脚を軽く捻りながら牽引する
5）元に戻す

効果・効能	股関節の調整に役立つ　（例）しっかり立てる
作用する 骨格・関節／筋肉	【ストレッチ1】股関節／薄筋、大内転筋 【ストレッチ4】股関節／大腿筋膜張筋、大腿直筋　足関節／長腓骨筋
神経支配（P.44）	閉鎖神経（L2・3・4）、上殿神経（L4・5、S1）、 大腿神経（L2・3・4）、浅腓骨神経（L4・5、S1）
注意（P.33）	（足部）

009 背臥位

両手でキノコ狩り
[足趾の筋群のストレッチ]

【難易度】🍎🍎🍎　　【危険度】💣💣💣　　【柔軟度】　普通

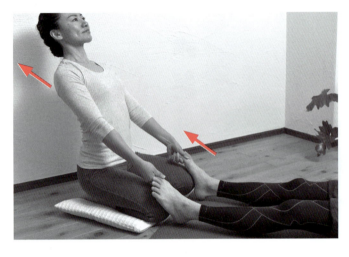

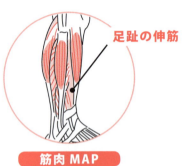

足趾の伸筋

筋肉MAP

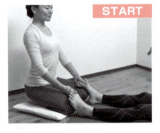

START

●**相手の開始肢位**：背臥位

●**自分のポジション**：
1) 相手の足元で正座する
2) 相手の足底に膝をあて、相手の両母趾を
  それぞれ母指と示指でつかむ

●**ストレッチ法**：
1) 膝で相手の足底を固定し、上体を後方に倒し、
  相手の両母趾を牽引する
2) 元に戻す
3) 他の足趾も1本ずつ同様に行う
4) 元に戻す

ワンポイント！
足の角度と同じ方向に真っ直ぐ引っ張りましょう。音を鳴らそうと無理に勢いよく引かないこと

効果・効能	中枢神経系の鎮静（リラックス）を促す
作用する 骨格・関節／筋肉	【ストレッチ】中足趾節関節／長母趾伸筋、長母趾屈筋、長趾伸筋、 　　　　　　　長趾屈筋
神経支配（P.44）	深腓骨神経（L4・5、S1）、脛骨神経（L5、S1・2）、 腓骨神経（L4・5、S1）

010 背臥位 ししおどし
[腓腹筋・前脛骨筋のストレッチ]

【難易度】　【危険度】　【柔軟度】 普通

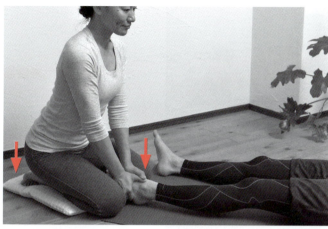

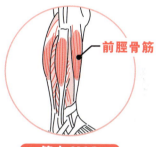

前脛骨筋

筋肉MAP

ワンポイント！
足首にあてた母指を支点に相手の踵に向かって圧をかけるようにすると安定します（ストレッチ1）

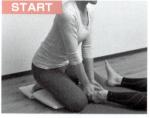
START

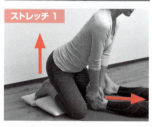
ストレッチ1

●**相手の開始肢位**：背臥位
（両足を肩幅程度に開く）

●**自分のポジション**：
1) 相手の足元で、爪先立ちで踵の上に腰をおろし、両膝を開いて床につく
2) 相手の左足を両手で持ち、両母指を重ねて相手の足首前面の中央に置く

●**ストレッチ法**：
1) 腰を上げ、両母指に体重を乗せて、他の四指で相手の足底を相手の頭方へ圧迫する
2) 元に戻す
3) 腰を下げながら、両手掌に体重を乗せ、相手の左足背を床方向へ圧迫する
4) 元に戻す

効果・効能	下腿部の疲労回復に役立つ
作用する骨格・関節／筋肉	【ストレッチ1】足関節／腓腹筋、ヒラメ筋 【ストレッチ3】足関節／前脛骨筋、長趾伸筋、長母指伸筋 【圧迫】距腿関節の中央
神経支配（P.44）	脛骨神経（L4・5、S1・2）、深腓骨神経（L4・5、S1）

第2章 タイマッサージ・ストレッチ テクニック

011 背臥位

井戸ポンプ
[腓腹筋のストレッチ]

【難易度】🍎○○　【危険度】💣○○　【柔軟度】普通

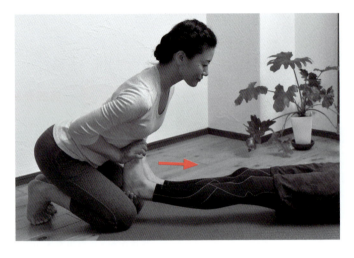

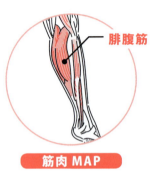

腓腹筋

筋肉 MAP

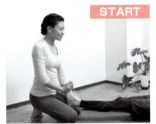
START

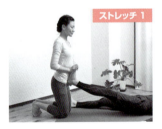
ストレッチ1

●**相手の開始肢位**：背臥位（両足を肩幅程度に開く）

●**自分のポジション**：
1) 相手の足元で、爪先立ちで踵の上に腰をおろし、両膝を開いて床につく
2) 左手で相手の左踵を持ち、右手で相手の左足先を持つ

●**ストレッチ法**：
1) 左手で相手の踵を牽引しながら持ち上げて両膝立ちになる
2) 相手の足底遠位部を頭方に押しながら腰をおろし、相手の足を床におろす
3) 元に戻す

ワンポイント！
足底を圧す圧は脚を下すまで一定に入れ続けて。身体をやや前傾させて体重を寄りかかるようにしっかりかけると楽に行えます

効果・効能	下肢の血液循環を促進する　（例）ふくらはぎのうっ血や疲れを解消する
作用する骨格・関節／筋肉	【ストレッチ】足関節／腓腹筋、ヒラメ筋　中足趾節関節／長趾屈筋
神経支配（P.44）	脛骨神経（L5、S1・[2]）

012 背臥位 外股ホッケースティック
[内転筋群のストレッチ]

【難易度】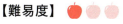　【危険度】　【柔軟度】身体が柔らかい人には効きづらい

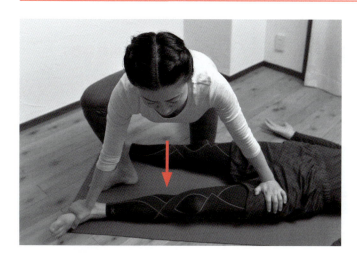

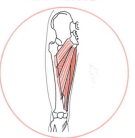

【内転筋群】

筋肉 MAP

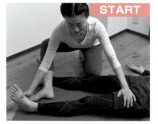
START

ワンポイント！
腕の力を使わず、真下に体重が乗るように

●**相手の開始肢位：** 背臥位（両足を肩幅よりやや広く開く）

●**自分のポジション：**
1）相手の右脚をまたぎ、片膝立ちになる
2）左手掌を相手の左大腿近位部やや内側に置き、右手掌を相手の左足底内側部に置く

●**ストレッチ法：**
1）左右に開いた両手掌に体重を乗せ、床方向に圧をかける
2）元に戻す

効果・効能	鼠径部の血液循環を促進する （例）脚部のだるさや、重だるい月経痛が軽くなる
作用する 骨格・関節／筋肉	【ストレッチ】股関節／大内転筋、長内転筋
神経支配（P.44）	閉鎖神経（Ｌ２・３・４）、坐骨神経（Ｌ４・５、Ｓ１）、 上殿神経（Ｌ４・５、Ｓ１）

第2章　タイマッサージ・ストレッチ テクニック

013 背臥位　ボーリング
[内転筋群のストレッチ]

【難易度】● ○ ○ ｜ 【危険度】● ○ ○ ｜ 【柔軟度】普通

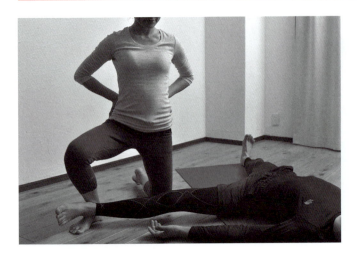

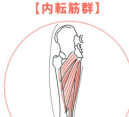
【内転筋群】
筋肉 MAP

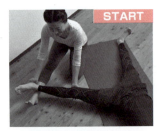
START

●**相手の開始肢位**：背臥位（左腕を横に開く）

●**自分のポジション**：
1) 相手の両脚の間に入り、右手で相手の左踵を、
　左手で相手の左膝窩を持ち、相手の左脚を開く
2) 片膝立ちになり、左足は爪先立ちで踵の上に腰をおろす
3) 右足背に相手の左足首を乗せる

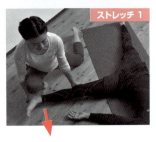
ストレッチ1

●**ストレッチ法**：
1) 腰を上げて、体重を前方に移動し、
　両手で相手の左脚を更に開く
2) そのまま上体を起こし、相手の
　開脚を保持する
3) 元に戻す

ワンポイント!
相手の右脚を連れてこない程度の開脚にしましょう

効果・効能	股関節の柔軟性の向上に役立つ　（例）開脚がしやすくなる
作用する 骨格・関節／筋肉	【ストレッチ】股関節／大内転筋、長内転筋、短内転筋
神経支配（P.44）	閉鎖神経（L2・3・4）、坐骨神経（L4・5、S1）

014 背臥位 潮干狩り
[内転筋群のストレッチ]

【難易度】 ｜ 【危険度】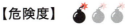 ｜ 【柔軟度】 普通

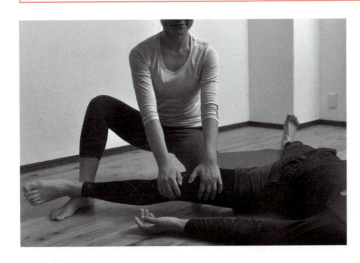

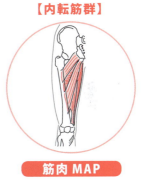
【内転筋群】
筋肉MAP

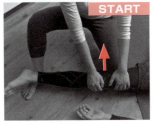
START

●**相手の開始肢位**：背臥位（左腕を横に開く）

●**自分のポジション**：
1）相手の左脚を開き、両脚の間で片膝立ちになり、左足は爪先立ちで踵の上に腰をおろす
2）右足背に相手の左足首を乗せ、左膝を相手の左大腿遠位部内側にあてる
3）右手を相手の左膝におき、左手を相手の左大腿外側面におく

> **ワンポイント！**
> 圧迫される筋肉はストレッチされて張っているので、膝の圧はゆっくり入れましょう

●**ストレッチ法**：
1）肘関節を伸展させたまま上体を起こし、左手で相手の左脚（膝をあてている部分の外側）を手前に引く
2）元に戻す
3）左手と膝をあてる部位を大腿遠位部から近位部に変え、同様に行う
4）元に戻す

効果・効能	股関節の動きをなめらかにする　（例）あぐらがかきやすくなる
作用する骨格・関節／筋肉	【ストレッチ】股関節／大内転筋、長内転筋、短内転筋 【圧迫】半腱・半膜様筋
神経支配（P.44）	閉鎖神経（L2・3・4）、坐骨神経（L4・5、S1）

第2章 タイマッサージ・ストレッチ テクニック

015 背臥位

機織り
[内転筋群のストレッチ]

【難易度】 　【危険度】 　【柔軟度】 普通

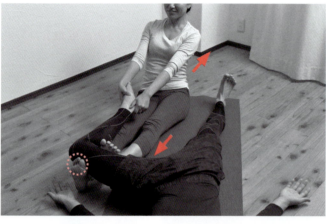

【内転筋群】

筋肉MAP

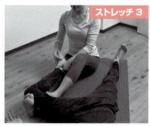

ストレッチ3

●**相手の開始肢位**：背臥位（左腕を横に開く）

●**自分のポジション**：
1）相手の左股関節と膝関節を屈曲させ、相手の右脚の内で座る

●**ストレッチ法**：
1) 相手の左脚を外に開き、右手で相手の左足背を、左手で相手の左踵をサポートする
2) 右足首に相手の左大腿遠位部を乗せる
3) 左足底を相手の左大腿遠位部後面にあてる
4) 相手の左脚の肢位を保ち、以下の動作を同時に行う
  ①上体を後方に倒して、両手で相手の左脚を牽引する
  ②左足底で相手の大腿後面を圧迫する
5) 元に戻す
6) 圧迫の場所を大腿遠位部から近位部に変えて同様に行う

ワンポイント！
自分の脚を伸ばすのと相手の脚を引くのはタイミングを合わせてリズミカルに

効果・効能	股関節の柔軟性の向上に役立つ　（例）床に座って靴下が履き易くなる
作用する 骨格・関節／筋肉	【ストレッチ】股関節／大内転筋、長内転筋、短内転筋 【圧迫】半腱・半膜様筋
神経支配（P.44）	閉鎖神経（L2・3・4）、坐骨神経（L4・5、S1）
注意（P.33）	（高齢者）

016 背臥位 セイリング
[恥骨筋のストレッチ]

【難易度】🍎🍎🍎　　【危険度】💣💣💣　　【柔軟度】普通

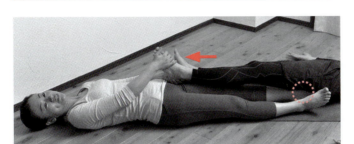

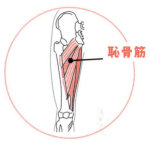
恥骨筋
筋肉MAP

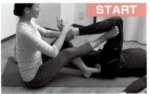
START

●**相手の開始肢位**：背臥位（左腕を横に開く）

●**自分のポジション**：
1) 左手で相手の左踵、右手で相手の左足背を持ち、相手の足元で座る
2) 相手の左股関節・膝関節の屈曲を90度程度に保ちながら、右足底をつま先を外に向けて、相手の大腿遠位部後面にあてる
3) 左脚は踵を床につけたまま、つま先を相手の左大腿近位部後面にあてる

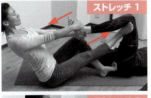
ストレッチ1

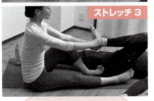
ストレッチ3

●**ストレッチ法**：
1) 以下の動作を同時に行う
　①上体を後方へ倒して、相手の左脚を牽引する
　②右膝関節を伸展させ、相手の股関節と膝関節の角度を保ったまま、右足底で相手の大腿遠位部後面を圧迫する
2) 右足底の位置を大腿の中央部に変えて、同様に行う
3) 右足をはずして、左足つま先で相手の坐骨結節を固定する
4) 左膝関節を伸展させながら上体を後方に倒し、両手で相手の左脚を牽引する
5) 元に戻す

ワンポイント！
坐骨結節の固定から脚を引く時はゆっくりすぎるとつま先がズレやすくなります。引き始めたら迷わずスッと伸ばしきって

効果・効能	骨盤周辺の緊張緩和に役立つ　（例）坐骨神経痛に効果的
作用する 骨格・関節／筋肉	【ストレッチ4】股関節／恥骨筋、腸骨筋、大腰筋　足関節／前脛骨筋 【圧迫1.2】半膜・半腱様筋、大腿二頭筋
神経支配（P.44）	大腿神経、閉鎖神経（L2・3・4）、腰神経叢（L1・2・3・4）
注意（P.33）	（足部）

第2章　タイマッサージ・ストレッチ テクニック

017 背臥位 ブレーカー
[大腿直筋のストレッチ]

【難易度】　　【危険度】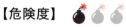　　【柔軟度】　普通

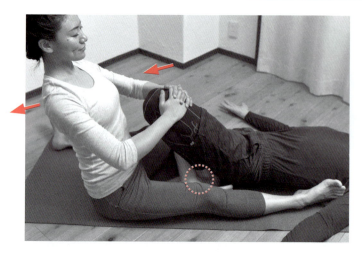

大腿直筋

筋肉 MAP

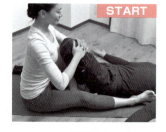
START

●**相手の開始肢位**：背臥位（左腕を横に開く）

●**自分のポジション**：
1) 相手の左膝関節を屈曲させ、その下方で長座位になり、左脚を外に開き、左膝関節を屈曲させる
2) 左下腿遠位部外側で相手の左足背を固定する
3) 相手の左大腿遠位部前面を、両手を組んで挟むように持つ

ワンポイント！
できる限り相手の踵を相手の殿部に近づけ、体重を後方にあずけると上手く引けます

●**ストレッチ法**：
1) 上体を後方に倒し、相手の殿部・腰部が床から浮き上がるように、相手の左膝を引き寄せる
2) 元に戻る

効果・効能	腰部の不快感の軽減に役立つ
作用する骨格・関節／筋肉	【ストレッチ】股関節／大腿直筋、大腰筋　　骨盤／腰方形筋
神経支配（P.44）	大腿神経（L2・3・4）、腰神経叢（T12、L1・2・3・4）
類似	同様の方法で、両下肢同時にストレッチを行うこともできる

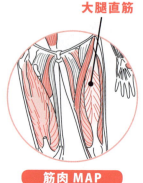

018 背臥位

押し込み
[内転筋群のストレッチ]

【難易度】 　　【危険度】 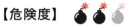 　　【柔軟度】 普通

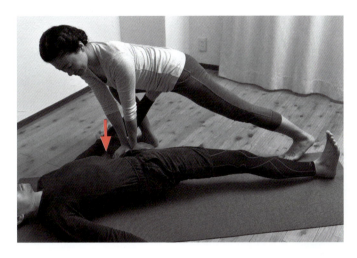

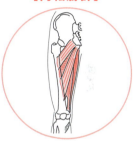
【内転筋群】
筋肉 MAP

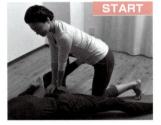
START

● **相手の開始肢位**：背臥位（左腕を横に開く）

● **自分のポジション**：
1）相手の左股関節・膝関節を屈曲させて開き、相手の左足元で片膝立ちになる
2）右鼡径部に相手の左足底部をあてる
3）手根を合わせた両手掌を、相手の大腿近位部内側におく

ワンポイント！
両手根の真上に真っ直ぐ肩が重なる位置までしっかり体重移動すること。相手の右膝が床から浮いてもOK

● **ストレッチ法**：
1）重心を前方に移動して両手掌に体重を乗せ、相手の左大腿近位部内側を床方向に圧迫する
2）元に戻す
3）手の位置を大腿遠位部に変えて、同様に行う
4）元に戻す

効果・効能	股関節の柔軟性の向上に役立つ　（例）合せきのポーズがしやすくなる
作用する 骨格・関節／筋肉	【ストレッチ】股関節／大内転筋、長内転筋、短内転筋 【圧迫】薄筋、大内転筋、長内転筋
神経支配（P.44）	閉鎖神経（L2・3・4）、坐骨神経（L4・5、S1）
注意（P.33）	（高齢者）

第2章　タイマッサージ・ストレッチ テクニック

019 背臥位 クラウチングスタート（短距離走）
[内転筋群のストレッチ]

【難易度】　　【危険度】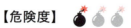　　【柔軟度】　普通

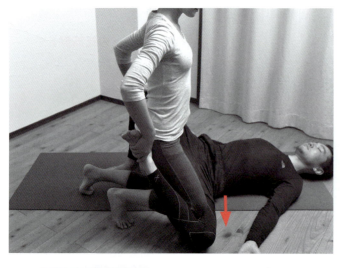

【内転筋群】

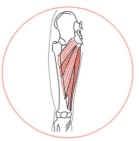

筋肉 MAP

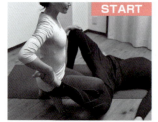

START

●**相手の開始肢位**：背臥位（左腕を横に開く）

●**自分のポジション**：
1) 相手の両股関節・膝関節を屈曲させて左脚を外に開き、片膝立ちになる
2) 左手は相手の右膝に置き、右手で相手の左足背を持つ
3) 右膝を相手の左大腿遠位部内側にあてる

●**ストレッチ法**：
1) 腰を上げながら右膝に体重をのせて、左大腿遠位部内側を圧迫する
2) 元に戻す
3) 右膝の位置を左大腿内側の遠位部から近位部まで位置を変えて同様に行う
4) 元に戻す

ワンポイント！
なるべく自分の膝の丸い部分で圧迫するように気を付けて。痛かった時のためにゆっくり右膝に体重を乗せましょう

効果・効能	股関節の柔軟性の向上に役立つ　（例）腰割りがしやすくなる
作用する 骨格・関節／筋肉	【ストレッチ】股関節／大内転筋、長内転筋、短内転筋 【圧迫】薄筋、大内転筋、長内転筋
神経支配（P.44）	閉鎖神経（L2・3・4）、坐骨神経（L4・5、S1）
注意（P.33）	（高齢者）

020 背臥位

ダブルヨガ
[大殿筋のストレッチ]

【難易度】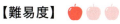 　【危険度】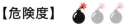 　【柔軟度】身体が柔らかい人には効きづらい

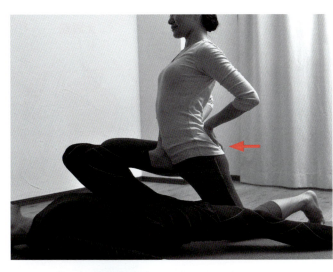

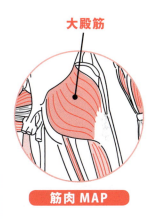

大殿筋

筋肉MAP

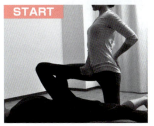

START

●**相手の開始肢位**：背臥位（左腕を横に開く）

●**自分のポジション**：
1) 相手の左股関節・左膝関節を屈曲させて、相手の左足元で片膝立ちになる
2) 右鼡径部に相手の左足底をあてる

●**ストレッチ法**：
1) 仙骨を前方に押し出すようにして、相手の足底を頭方へ圧す
2) 元に戻す

ワンポイント!
相手の膝が外へ向かないように右脚で支えるとうまくいきます

効果・効能	股関節の柔軟性の向上に役立つ　（例）裕次郎ポーズが決まる！ 運動後のクールダウンに役立つ
作用する 骨格・関節／筋肉	【ストレッチ】股関節／大殿筋　脊柱／脊柱起立筋
神経支配（P.44）	下殿神経（L5、S1・2）、脊髄神経
注意（P.33）	（股関節）

第2章 タイマッサージ・ストレッチ テクニック

021 背臥位 フラミンゴ
[大殿筋のストレッチ]

【難易度】　【危険度】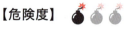　【柔軟度】普通

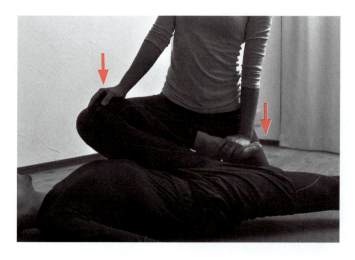

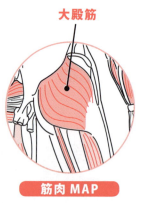

大殿筋

筋肉MAP

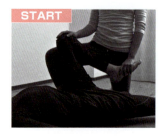

START

ワンポイント！
相手の膝を圧す右手の圧をやや強めにするとバランスがよくなります

●**相手の開始肢位**：背臥位（左腕を横に開く）

●**自分のポジション**：
1) 相手の左股関節・膝関節を屈曲させ、左手で相手の左足背を持ち、右手を相手の左膝に置く
2) 相手の左脚の外で、相手の方に身体を向けて片膝立ちになる

●**ストレッチ法**：
1) 右膝を更に屈曲させ体重を移動しながら、以下の動作を同時に行う
　①右手で相手の左膝を、相手の胸の方向に圧す
　②左手で相手の左足背を相手の大腿の方向に圧す
2) 元に戻す

効果・効能	下肢の不快感の軽減に役立つ （例）腸のガス抜きをしたい時に行うとよい
作用する 骨格・関節／筋肉	【ストレッチ】股関節／大殿筋　　足関節／前脛骨筋
神経支配（P.44）	下殿神経（L5、S1・2）、深腓骨神経（L4・5、S1）
注意（P.33）	（股関節）

022 背臥位 菱形
[内転筋群のストレッチ]

【難易度】●●○　【危険度】💣○○　【柔軟度】普通

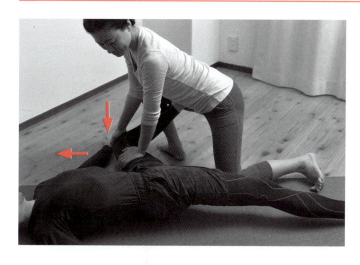

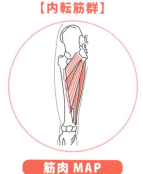

【内転筋群】

筋肉 MAP

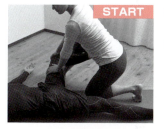
START

●**相手の開始肢位：**背臥位（左腕を横に開く）

●**自分のポジション：**
1) 相手の左股関節・膝関節を屈曲させた状態で外に開き、右鼡径部に相手の左足底をあて、片膝立ちになる
2) 右手を相手の右膝に、左手を相手の左大腿遠位部内側に置く

●**ストレッチ法：**
1) 以下の動作を同時に行う
   ①重心を右前方に移動させて、鼡径部で相手の足底を圧す
   ②両手で相手の膝を外に開きつつ床に近づける
2) 更に重心を右斜め前方へ移動させて、鼡径部で相手の足底を圧す
3) 元に戻す

> **ワンポイント！**
> 相手の身体が硬い時は伸ばした右脚が床から少々上がっても大丈夫！左股関節を可動させることを優先して

効果・効能	股関節の動きがなめらかになる　（例）野球の走塁のリードがしやくなる　運動後のクールダウンに役立つ
作用する骨格・関節／筋肉	【ストレッチ】股関節／大内転筋、長内転筋、短内転筋
神経支配（P.44）	閉鎖神経（L2・3・4）、坐骨神経（L4・5、S1）
注意（P.33）	（高齢者）

第2章 タイマッサージ・ストレッチテクニック

| 023 背臥位 |

方位記号
[内転筋群のストレッチ]

【難易度】🍎🍎🍏　　【危険度】💣💣⚫　　【柔軟度】身体が硬い人にはやりづらい

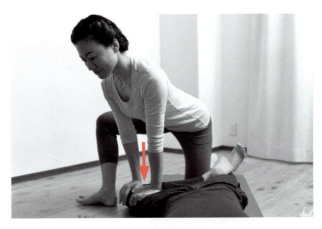

【内転筋群】

筋肉 MAP

START

● 相手の開始肢位：背臥位（左腕を横に開く）

● 自分のポジション：
1) 相手の左股関節・膝関節を屈曲した状態で外に倒し、
   相手の左足部を相手の右大腿遠位部前面に乗せる
2) 相手の左下肢の下方で片膝立ちになり、
   左足は爪先立ちで踵の上に腰をおろす
3) 右手掌を相手の左膝内側に置き、
   左手掌を相手の左大腿遠位部内側に置く

ワンポイント!
左足部を大腿前面に乗せる時、踝が乗ると痛いので注意！

● ストレッチ法：
1) 腰を上げながら左手掌に体重をのせて、相手の大腿遠位部
   内側を床方向に圧迫する
2) 元に戻す
3) 左手掌の位置を大腿近位部に変えて同様に行う
4) 元に戻す

効果・効能	大腿部の血液循環を促進する
作用する 骨格・関節／筋肉	【ストレッチ】股関節／長内転筋、大内転筋、短内転筋 【圧迫】薄筋、大内転筋、長内転筋
神経支配（P.44）	閉鎖神経（L2・3・4）、坐骨神経（L4・5、S1）
注意（P.33）	（膝関節）（高齢者）（クッション）
類似	※相手の足を大腿部に乗せない方法もある

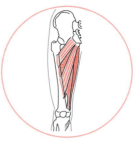

024 背臥位

寝た木立のポーズ（ヨガ）
[内転筋群のストレッチ]

【難易度】🍎🍎🍎　【危険度】💣💣💣　【柔軟度】普通

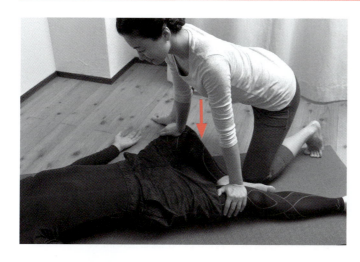

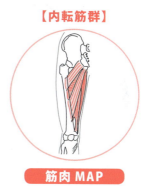

【内転筋群】

筋肉MAP

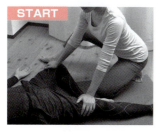

START

●**相手の開始肢位**：背臥位（左腕を横に開く）

●**自分のポジション**：
1）相手の左股関節・膝関節を屈曲させ外に開く
2）相手の左下肢の下方で片膝立ちになり、
　左足は爪先立ちで踵の上に腰をおろす
3）右手掌を相手の左膝内側に置き、
　左手掌を相手の左大腿内側に置く

ワンポイント!
相手の左足底は右膝内側に付くあたりに

●**ストレッチ法**：
1）腰を上げながら右手掌に体重をのせて、床方向に圧迫する
2）元に戻す

効果・効能	股関節の柔軟性の向上に役立つ　（例）木立のポーズがしやすくなる
作用する 骨格・関節／筋肉	【ストレッチ】股関節／長内転筋、大内転筋、短内転筋
神経支配（P.44）	閉鎖神経（L2・3・4）、坐骨神経（L4・5、S1）
注意（P.33）	（高齢者）（クッション）

第2章　タイマッサージ・ストレッチ テクニック

025 背臥位 くるみ割り
[大殿筋のストレッチ]

【難易度】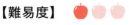 　【危険度】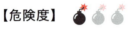 　【柔軟度】 普通

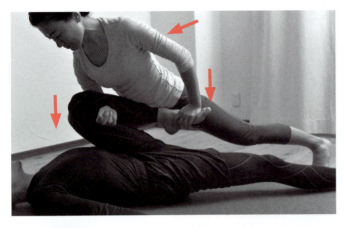

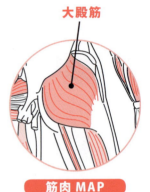

大殿筋

筋肉MAP

●相手の開始肢位：背臥位（左腕を横に開く）

●自分のポジション：
1）相手の左股関節・膝関節を屈曲させ、
　　右前腕を相手の左膝の裏側に挟んで片膝立ちになる
2）左手掌を相手の左足背にあてて支える

●ストレッチ法：
1）以下の動作を同時に行う
　　①左膝関節を伸展させながら上体を前傾し、右前腕に
　　　体重をのせて、相手の左膝を胸の方向に圧迫する
　　②左手で相手の足背を相手の大腿の方向に圧す
2）元に戻す
3）右前腕の位置を大腿近位部に変えて同様に行う
4）元に戻す

ワンポイント！
右前腕の手首に近い位置を挟むと圧迫がソフトに、中央を挟むとハードになります

効果・効能	股関節のリンパ液の循環を促進する　（例）下腿部のむくみが軽減する
作用する骨格・関節／筋肉	【ストレッチ】股関節／大殿筋 【圧迫】大腿二頭筋、腓腹筋
神経支配（P.44）	下殿神経（L5、S1・2）
注意（P.33）	（股関節）

026 背臥位

女の子座り
[大腿直筋のストレッチ]

【難易度】🍎○○　【危険度】💣○○　【柔軟度】身体が硬い人にはやりづらい

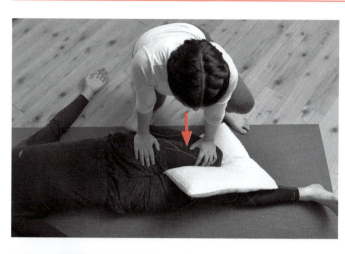

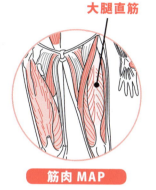

大腿直筋

筋肉 MAP

START

ワンポイント！
脚の外旋が強い相手には、左膝の屈曲を緩めにしましょう

● **相手の開始肢位**：背臥位（左腕を横に開く）

● **自分のポジション**：
1) 相手の左大腿の外で片膝立ちになる
2) 相手の左股関節・膝関節を屈曲させ、相手の左足底を相手の殿部に近づける
3) 相手の左足を殿部の外に置き、左膝内側を床に近づける
4) 右手を相手の左大腿近位部外側に置き、左手で相手の左膝をサポートする

● **ストレッチ法**：
1) 右手掌で相手の大腿部を床方向に圧迫する
2) 元に戻す
3) 手の位置を大腿近位部から遠位部まで場所を変え、同様に行う
4) 元に戻す

効果・効能	腰部・殿部の疲労回復に役立つ
作用する 骨格・関節／筋肉	【ストレッチ】膝関節／大腿直筋、外側広筋　股関節／梨状筋 【圧迫】大腿直筋、外側広筋
神経支配（P.44）	大腿神経（Ｌ２・３・４）、仙骨神経叢（Ｌ[５]、Ｓ１・２）
注意（P.33）	（股関節）（クッション）

第2章　タイマッサージ・ストレッチ テクニック

027 背臥位 ダブルチキン
[大腿直筋・大内転筋のストレッチ]

【難易度】 　【危険度】 　【柔軟度】身体が硬い人にはやりづらい

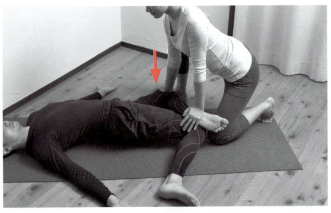

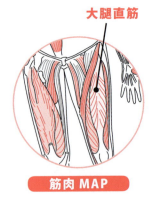

大腿直筋

筋肉 MAP

●相手の開始肢位：背臥位（左腕を横に開く）

●自分のポジション：
1) 相手の左股関節と膝関節を屈曲させて外に開き、相手の左足首を右大腿前面にかける
2) 相手の右股関節・膝関節を屈曲させ、相手の右足底を床に置く
3) 相手の足元で片膝立ちになり、左足で相手の右足の位置を固定する
4) 右手で相手の左膝を支え、左手で相手の左足背を支える
5) 相手の下肢を組んだまま、相手の両膝を右方向へ倒す
6) 相手の右股関節が中間位になるように下肢を組んだまま左側にずらす
7) 右手掌を相手の左大腿遠位部内側に置き、左手掌を相手の左足底の内側縁に置く

ワンポイント！
極端に股関節が外旋または内旋している相手には、片方ずつストレッチする手技を行いましょう

●ストレッチ法：
1) 腰を上げて、右手掌に体重を乗せ、床方向に圧迫する
2) 元に戻す

効果・効能	下肢のスポーツ障害の予防に役立つ　（例）肉離れの予防
作用する 骨格・関節／筋肉	【ストレッチ】（左脚）膝関節／大腿直筋、外側広筋　股関節／梨状筋 　　　　　　　　（右脚）股関節／大内転筋
神経支配（P.44）	大腿神経（L2・3・4）、仙骨神経叢（L[5]、S1・2）
注意（P.33）	（膝関節）（高齢者）（股関節）（クッション）

028 背臥位

流しそうめん
[腓腹筋のストレッチ]

【難易度】🍎○○　【危険度】💣○○　【柔軟度】身体が柔らかい人には効きづらい

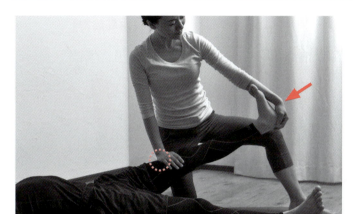

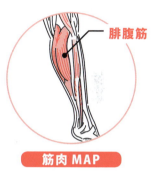

腓腹筋

筋肉 MAP

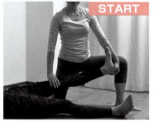

START

●**相手の開始肢位**：背臥位

●**自分のポジション**：
1）相手の左下腿の外で片膝立ちになる
2）左手で相手の左踵を包み込むように持って、床から少し持ち上げる
3）左前腕は相手の左足底に沿わせ、右手は相手の左大腿遠位部に添える

ワンポイント！
相手の足先が外へ向かないように支えるとうまくいきます

●**ストレッチ法**：
1）自分の上体を右に倒し、相手の左脚の高さを固定したまま、相手の左足底を左下腿の方向に圧迫する
2）元に戻す
3）右手の位置を大腿遠位部から、大腿近位部へと変えて、同様に行う
4）元に戻す

効果・効能	下腿部の疲労回復に役立つ 運動後のクールダウンに役立つ
作用する 骨格・関節／筋肉	【ストレッチ】足関節／腓腹筋
神経支配（P.44）	脛骨神経（S1・2）

第2章　タイマッサージ・ストレッチテクニック

029 背臥位 脚四の字固め
[内転筋群のストレッチ]

【難易度】🍎🍎🍎　【危険度】💣💣💣　【柔軟度】　普通

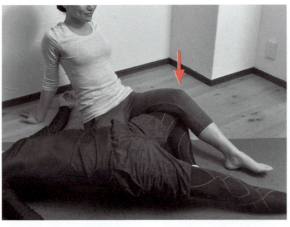

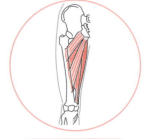

【内転筋群】

筋肉MAP

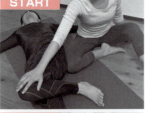
START

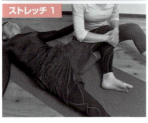
ストレッチ1

●相手の開始肢位：
背臥位（左腕を横に開く）

●自分のポジション：
1) 相手の左股関節と膝関節を屈曲させ、足底を床に置き、相手の左殿部の外に座る
2) 相手の仙骨が床に対して垂直になるまで、相手の左膝を内へ倒す
3) 右膝を相手の左殿部にあてる
4) 右手を相手の大腿遠位部前面に置く

●ストレッチ法：
1) 右膝の位置を変えないようにしながら、右手で相手の左膝を自分の方に倒し、相手の膝を床方向に軽く圧迫する（自分の右膝の上に相手の左仙腸関節があたる）
2) 相手の左大腿に左脚を乗せ、脚の重みで相手の左股関節をさらに開く
3) 元に戻す

ワンポイント！
仙腸関節にあてた膝が最初にあてた場所からずれて大転子にあたらないように注意！

効果・効能	下肢の運動機能を最大限に発揮するのに役立つ　（例）走りやすくなる
作用する 骨格・関節／筋肉	【ストレッチ】股関節／大内転筋、長内転筋、短内転筋 【圧迫】大殿筋、梨状筋
神経支配（P.44）	閉鎖神経（L2・3・4）、坐骨神経（L4・5、S1）
注意（P.33）	（高齢者）（股関節）

030 背臥位

内股ホッケースティック
[長腓骨筋のストレッチ]

【難易度】● ○ ○ 　【危険度】💣 ○ ○ 　【柔軟度】身体が柔らかい人には効きづらい

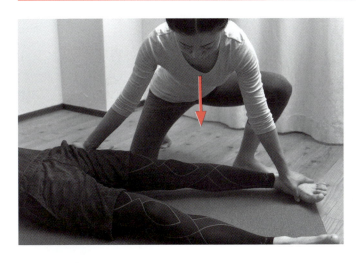

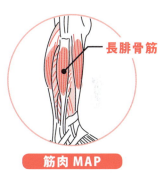

長腓骨筋

筋肉 MAP

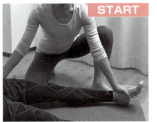

START

●**相手の開始肢位：**
背臥位（両足を肩幅よりやや広く開く）

●**自分のポジション：**
1) 相手の左脚の外で、片膝立になる
2) 右手掌を相手の左大腿近位部やや外側（大転子の前方）に置き、左手掌を相手の左足背外側に置く

ワンポイント！
腕の力を使わず真下に体重が乗るように

●**ストレッチ法：**
1) 両手掌とも指先を外に向け、左右の開いた両手掌に体重を乗せ、床方向に圧をかける
2) 元に戻す

第2章 タイマッサージ・ストレッチ テクニック

効果・効能	下肢外側の緊張緩和に役立つ （例）軽やかにスキップできるようになる
作用する 骨格・関節／筋肉	【ストレッチ】足関節／長腓骨筋、長趾伸筋　股関節／外側広筋
神経支配（P.44）	浅腓骨神経（L4・5、S1）、腓骨神経（L4・5、S1）
注意（P.33）	（股関節）

031 背臥位 つっかえ棒
[内転筋群のストレッチ]

【難易度】 | 【危険度】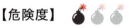 | 【柔軟度】普通

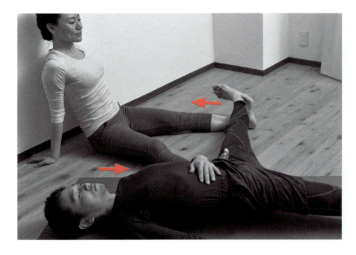

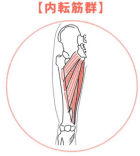

【内転筋群】
筋肉 MAP

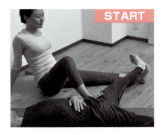

START

●**相手の開始肢位**：背臥位（手を腹部に置く）

●**自分のポジション**：
1) 相手の左腰部の外に座り、右膝関節を屈曲させ、
   右足底を相手の左大腿近位部外側にあてる
2) 両手を後ろにつく
3) 左足背を相手の左足根にひっかけ、相手の左脚を外に開く

ワンポイント!
相手の右脚を連れてこない程度の開脚にしましょう

●**ストレッチ法**：
1) 以下の動作を同時に行う
   ①右膝関節を伸展させ、右足を踏み込む
   ②座る位置を後方へ移動し、相手の左脚を更に開く
2) 元に戻す
3) 右足底の位置を大腿近位部から大腿遠位部へ変え、同様に行う
4) 元に戻す

効果・効能	下肢のクールダウンに役立つ
作用する骨格・関節／筋肉	【ストレッチ】股関節／大内転筋、長内転筋、薄筋 【圧迫】大腿直筋
神経支配（P.44）	閉鎖神経（L2・3・4）、坐骨神経（L4・5、S1）
注意（P.33）	(高齢者)

032 背臥位 カーリングショット
[大腿筋膜張筋のストレッチ]

【難易度】　【危険度】🧨　【柔軟度】普通

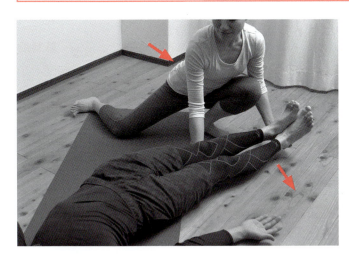

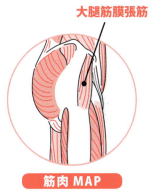

筋肉MAP

START

●**相手の開始肢位**：背臥位（右腕を横に開く）

●**自分のポジション**：
1) 相手の左下腿の外で、左手で相手の両踵を下から持ち、右前腕で相手の両膝窩を支える
2) 片膝立ちになり、右足は爪先立ちで踵の上に腰を下ろす
3) 相手の膝関節を伸ばしたまま、両脚を少し相手の右側へ移動させる

ワンポイント！
相手の脊柱が曲がらない程度を目安に！

●**ストレッチ法**：
1) 左膝関節を屈曲させて上体を前方に移動し、相手の上半身がなるべく動かないようにしながら、両手で相手の両脚を更に右側へ移動させる
2) 元に戻す

効果・効能	腰部・殿部・大腿部外側の緊張緩和に役立つ （例）片足立ちが安定する
作用する 骨格・関節／筋肉	【ストレッチ】股関節／大腿筋膜張筋、中殿筋　脊柱／腰方形筋
神経支配（P.44）	上殿神経（L4・5、S1）、腰神経叢（T12、L1・2・3）

第2章　タイマッサージ・ストレッチテクニック

033 背臥位 クロワッサン
[腹斜筋のストレッチ]

【難易度】　【危険度】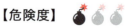　【柔軟度】　普通

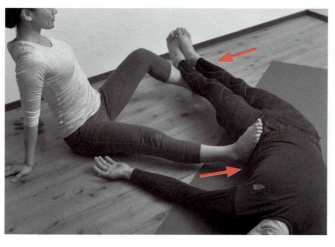

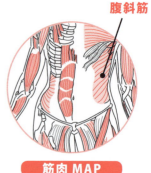

筋肉MAP / 腹斜筋

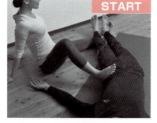

START

●相手の開始肢位：背臥位（左腕を横に開く）

●自分のポジション：
1) 相手の左下肢の外に座り、相手の両足を持ち上げて左下腿部前面に乗せ、相手の両足を少し引き寄せる
2) 右膝を屈曲させて、右足底を相手の左大転子にあてる

●ストレッチ法：
1) 以下の動作を同時に行う
   ①右膝関節を伸展させて、相手の骨盤の位置を固定する
   ②左膝関節を屈曲させて、相手の両足を引き寄せる
2) 元に戻す

ワンポイント！
相手の身体が柔らかい場合は、相手の左手首も引き、身体が弓なりになるようにするとよい

効果・効能	腹部・腰部の緊張緩和に役立つ　（例）ウェストのくびれがはっきりする
作用する骨格・関節／筋肉	【ストレッチ】脊柱／内・外腹斜筋、　股関節／大腿筋膜張筋、中殿筋
神経支配（P.44）	肋間神経、腸骨下腹神経、腸骨鼡径神経（[T 5・6]、T 7－12、L 1）上殿神経（L 4・5、S 1）

034 背臥位

シーソー
[腓腹筋のストレッチ]

【難易度】　　【危険度】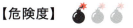　　【柔軟度】　普通

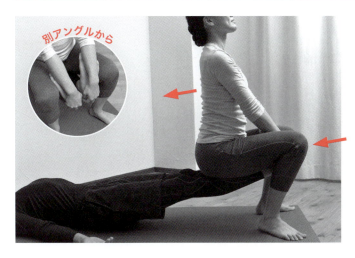

別アングルから

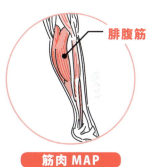

腓腹筋

筋肉MAP

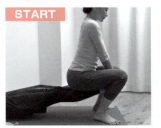

START

●**相手の開始肢位**：背臥位

●**自分のポジション**：
1) 相手の足元を向いて両脚をまたぎ、相手の両足を持ち上げる
2) 相手の踵を足底側から包み込むように持ち、相手の足底に自分の前腕を沿わせる
3) 自分の股関節と膝関節を90度くらいに屈曲させ、大腿後面を相手の両脚（※膝は避ける）にあてて姿勢を安定させる
※自分や相手の体格によって大腿後面をあてる位置が変わります

●**ストレッチ法**：
1) 相手の膝関節を伸展させたまま、上体を後方に倒し、相手の足底を下腿の方向に圧迫する
2) 元に戻す

ワンポイント！
相手の骨盤方向に向かって爪先を倒していくように意識すると安定感が出ます

効果・効能	下腿部の疲労回復に役立つ
作用する骨格・関節／筋肉	【ストレッチ】足関節／腓腹筋、ヒラメ筋
神経支配（P.44）	脛骨神経（L5、S1・2）

第2章　タイマッサージ・ストレッチテクニック

035 背臥位 シンクロナイズドスイミング
[大腿二頭筋のストレッチ]

【難易度】🍎🍎🍏　【危険度】💣💣💣　【柔軟度】普通

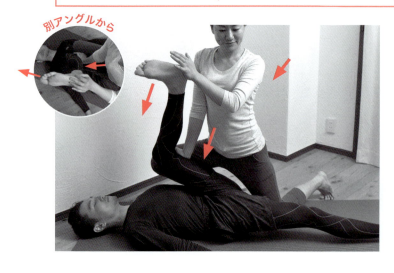

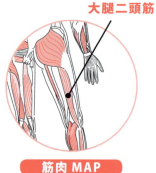

大腿二頭筋

筋肉MAP

START

ワンポイント！
自分の右手掌に
しっかり体重を乗せて

● **相手の開始肢位**：背臥位（左腕を横に開く）

● **自分のポジション**：
1）左手で相手の左踵を持ち上げ、片膝立ちになる
2）右手を相手の左大腿後面に置く

● **ストレッチ法**：
1）以下の動きを同時に行う
　①右手掌で相手の左大腿部後面を相手の胸部中央
　　方向へ圧迫する
　②左手掌で相手の左踵を相手の右肩の方向へ押す
2）元に戻す

効果・効能	大腿部のスポーツ障害の予防に役立つ 運動後のクールダウンに役立つ
作用する 骨格・関節／筋肉	【ストレッチ】股関節／大腿二頭筋、大殿筋　膝関節／大腿二頭筋
神経支配（P.44）	坐骨神経（脛骨枝L5、S1・2・3）、坐骨神経（腓骨枝L5、S1・2）
注意（P.33）	（股関節）

036 背臥位

竪琴
[ハムストリングスのストレッチ]

【難易度】　　【危険度】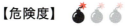　　【柔軟度】　普通

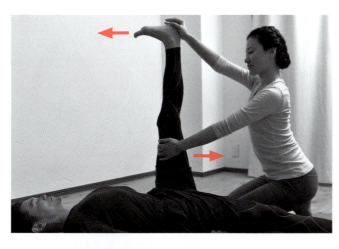

【ハムストリングス】
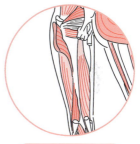
筋肉 MAP

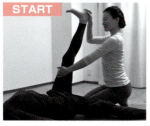
START

●**相手の開始肢位**：背臥位

●**自分のポジション**：
1) 相手の足元から、右手で相手の左踵を持ち上げ、爪先立ちで踵に腰を下ろし、両膝を床につく
2) 左手を相手の左大腿前面に置く

●**ストレッチ法**：
1) 以下の動きを同時に行う
   ①右肘関節を伸展させて、相手の左踵を頭方へ押す
   ②左四指の腹で相手の左大腿部の筋肉をはがすように引く
2) 元に戻す
3) 左右の手を替え、以下の動きを同時に行う
   ①左肘関節を伸展させて、相手の左踵を頭方へ押す
   ②右四指の腹で相手の左大腿部の筋肉をはがすように引く
4) 元に戻す

ワンポイント！
踵を押す右肩を前へ、はがす方の左肩を後へ、軽く上体を捻るようにするのがコツ

第2章 タイマッサージ・ストレッチ テクニック

効果・効能	下肢の不快感の軽減に役立つ
作用する 骨格・関節／筋肉	【ストレッチ】膝関節／半腱・半膜様筋、大腿二頭筋、腓腹筋 【圧迫】大腿直筋
神経支配（P.44）	坐骨神経（骨枝L5、S1・2・3）、脛骨神経（S1・2）

037 背臥位 お猿のかごや
[殿筋のストレッチ]

【難易度】　【危険度】　【柔軟度】普通

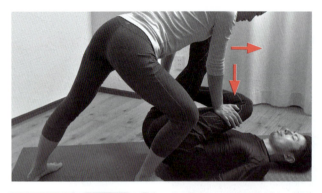

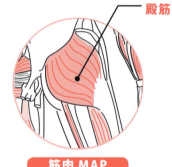

殿筋

筋肉 MAP

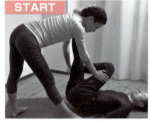

START

ワンポイント！
相手の右脚を自分の左上腕で支えてもよい

● **相手の開始肢位**：背臥位（左腕を横に開く）

● **自分のポジション**：
1) 相手の左股関節・膝関節を屈曲させて、相手の左下腿遠位部外側を相手の右大腿遠位部前面に置く
2) 相手の右脚を持ち上げて相手の足元に立ち、相手の右下腿を左肩で支える
3) 左手で相手の左足首を持ち、右手掌を相手の左大腿遠位部後面に置く

● **ストレッチ法**：
1) 右膝関節を屈曲させて左脚から右脚に体重を移動し、相手の左大腿遠位部後面を相手の胸部中央方向に圧迫する
2) 元に戻す　3) 右手掌の位置を、大腿遠位部から近位部の間で何か所か変えて、同様に行う　4) 元に戻す

効果・効能	股関節の調整に役立つ　（例）横座りがしやすくなる 運動後のクールダウンに役立つ
作用する 骨格・関節／筋肉	【ストレッチ】（左脚）股関節／大殿筋、中殿筋、小殿筋　脊柱／脊柱起立筋（右脚）膝関節／大腿二頭筋、半腱・半膜様筋 【圧迫】大腿二頭筋
神経支配（P.44）	下殿神経（L5、S1・2）上殿神経（L4・5、S1）、脊髄神経（坐骨神経（骨枝L5、S1・2・3））
注意（P.33）	（高齢者）（股関節）
類似	大腿後面の圧迫を右膝で行うと、より強い刺激になる

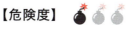

膝蹴り
[殿筋のストレッチ]

【難易度】🍎🍎🍏　【危険度】💣💣💣　【柔軟性】普通

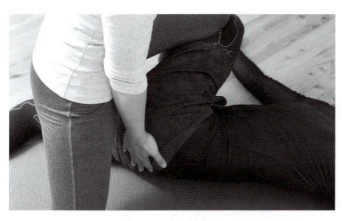

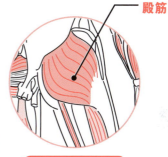

筋肉 MAP / 殿筋

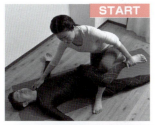

START

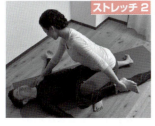

ストレッチ 2

ワンポイント！
左膝のあたっている相手の膝裏が痛くないように注意して

●相手の開始肢位：
背臥位（両腕を横に開く）

●自分のポジション：
1) 相手の左脚を持ち上げて相手の右脚をまたぐ
2) 相手の左股関節と膝関節を屈曲させて内に倒し、左下腿を相手の左膝窩にあてて支え、片膝立ちになる
3) 左手で相手の左足首を持ち、右手を相手の左胸上部に置く

●ストレッチ法：
1) 相手の左肩が床から離れないように、右手で相手の左胸を押さえながら、重心を左下腿に乗せ、左膝で相手の左膝窩を相手の右肩方向へ圧す
2) 元に戻す
3) 右手を相手の殿部に置き換え、更に相手の右膝窩を圧す（肩が床から離れてもよい）

効果・効能	殿部の緊張緩和に役立つ （例）歩きやすくなる
作用する 骨格・関節／筋肉	【ストレッチ】股関節／大殿筋、梨状筋、大腿方形筋 　　　　　　　脊柱／脊柱起立筋
神経支配（P.44）	坐骨神経（骨枝Ｌ５、Ｓ１・２・３）、脛骨神経（Ｓ１・２）、 下殿神経（Ｌ５、Ｓ１・２）
注意（P.33）	（高齢者）（股関節）

039 背臥位 6：40頃
[大腿二頭筋のストレッチ]

【難易度】　【危険度】　【柔軟度】普通

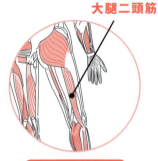

筋肉MAP ／ 大腿二頭筋

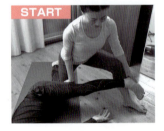
START

●**相手の開始肢位**：背臥位（右腕を横に開く）

●**自分のポジション**：
1) 左手で相手の左踵を持ち、相手の左膝関節を伸展させたまま、相手の左脚を内に倒し、片膝立ちになる
2) 左下腿近位部前面を相手の左足首にあてる
3) 右手を相手の大腿遠位部外側に置く

ワンポイント！
相手の柔軟性が極端に低い時は相手の右脚を跨ぐように自分の脚をついて行いましょう

●**ストレッチ法**：
1) 以下の動作を同時に行う
  ①右腕で相手の右脚が動かないように固定する
  ②両手で相手の左膝関節を伸展させたまま、重心を左前に移動し、左下腿で相手の股関節を更に屈曲させる
2) 元に戻す

効果・効能	下肢の不快感の軽減に役立つ　（例）股関節が外旋気味の人に効果的
作用する骨格・関節／筋肉	【ストレッチ】膝関節／大腿二頭筋、腓腹筋　股関節／大殿筋
神経支配（P.44）	坐骨神経（骨枝L5、S1・2・3）、脛骨神経（S1・2）、下殿神経（L5、S1・2）
注意（P.33）	（股関節）

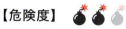

かかし
[腹斜筋のストレッチ]

【難易度】 ●●○ 　【危険度】 💣💣○ 　【柔軟度】 普通

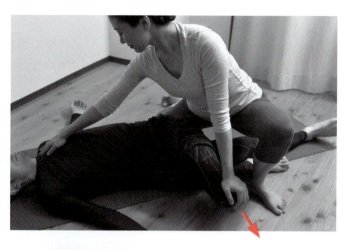

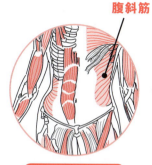

腹斜筋

筋肉 MAP

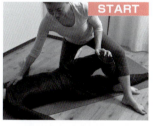

START

ワンポイント!
捻られた脊柱が真っ直ぐで軸がぶれていないかどうかに注意

●**相手の開始肢位**：背臥位（両腕を横に広げる）

●**自分のポジション**：
1）相手の左股関節・膝関節を屈曲させて、相手の左足を相手の右膝の外に置く
2）相手の右脚をまたいで片膝立ちになる
3）左脚を相手の左下腿部にあてて支える
4）右手掌を相手の左胸上部に置き、左手掌を相手の左大腿遠位部外側に置く

●**ストレッチ法**：
1）相手の左肩が床から離れないように、右手で相手の左胸上部を押さえながら、重心を左脚に乗せ、左手で相手の左膝を床方向へ近づけ腰部を捻る
2）元に戻す

効果・効能	脊柱の調整に役立つ
作用する 骨格・関節／筋肉	【ストレッチ】脊柱／内・外腹斜筋　股関節／大殿筋、中殿筋 　　　　　　　肩関節／大胸筋
神経支配（P.44）	肋間神経、下殿神経（L5、S1・2）、上殿神経（L4・5、S1）、 外側・内側胸筋神経（C5・6・7・8、T1）
注意（P.33）	（腰部）（高齢者）

041 背臥位

コサックダンス
[大腿二頭筋のストレッチ]

【難易度】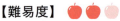　【危険度】　【柔軟度】身体が硬い人にはやりづらい

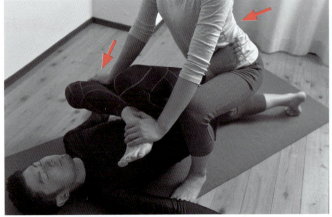

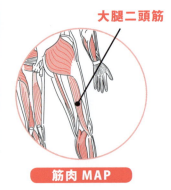

大腿二頭筋

筋肉 MAP

●**相手の開始肢位**：背臥位（両腕を横に開く）

●**自分のポジション**：
1) 相手の左股関節・膝関節を屈曲させて外に開き、相手の左下腿遠位部外側を相手の右大腿遠位部前面にあてる
2) 相手の右股関節・膝関節を屈曲させながら、左鼡径部に相手の右足底部をあて、片膝立ちになる
3) 左手を相手の左足背に、右手を相手の左大腿遠位部後面に置く

ワンポイント！
相手の骨盤の左右がぶれないように行いましょう

●**ストレッチ法**：
1) 以下の動作を同時に行う
　①重心を前方に移動させながら、鼡径部で相手の右足底を圧す
　②右手掌で相手の左大腿後面を相手の胸部の方向へ圧迫する
2) 元に戻す
3) 右手掌の位置を大腿遠位部から近位部に変えて同様に行う
4) 元に戻す

効果・効能	股関節の動きをなめらかにする　（例）リフティングがしやすくなる
作用する 骨格・関節／筋肉	【ストレッチ】股関節／大腿二頭筋、中殿筋、小殿筋 【圧迫】大腿二頭筋
神経支配（P.44）	坐骨神経（骨枝L5、S1・2・3）、上殿神経（L4・5、S1）
注意（P.33）	（膝部）（高齢者）（股関節）

042 背臥位

アイーン
[大腿二頭筋のストレッチ]

【難易度】● ○ ○　【危険度】💣 💣 💣　【柔軟度】普通

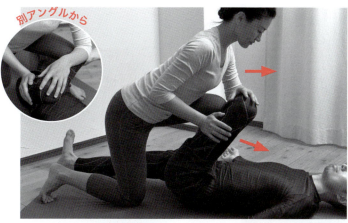

別アングルから

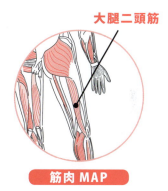

大腿二頭筋

筋肉 MAP

START

● **相手の開始肢位**：背臥位（右腕を横に開く）

● **自分のポジション**：
1) 相手の左股関節と左膝関節を屈曲させる
2) 左下腿近位部前面を相手の左足首後面にあてながら、相手の右脚をまたいで片膝立ちになる
3) 相手の左下腿が真横になるように、左前腕を相手の左下腿に沿わせる
4) 右手掌を相手の左大腿遠位部後面にあてる

● **ストレッチ法**：
1) 重心を前に移動しながら、以下の動作を同時に行う
　①左下腿で相手の左足首を相手の頭方へ圧す
　②右手掌で相手の左大腿後面を相手の左胸部方向へ圧迫する
2) 元に戻す
3) 右手掌の位置を大腿遠位部から近位部の間で変え、同様に行う
4) 元に戻す

ワンポイント！
相手の左下腿は真横にかつ、床面と平行になるように意識すると安定します

効果・効能	股関節の不快感の軽減に役立つ
作用する 骨格・関節／筋肉	【ストレッチ】股関節／大腿二頭筋、中殿筋、小殿筋 【圧迫】大腿二頭筋
神経支配（P.44）	坐骨神経（骨枝L5、S1・2・3）、上殿神経（L4・5、S1）
注意（P.33）	（膝部）（高齢者）（股関節）

第2章　タイマッサージ・ストレッチ テクニック

043 背臥位

アルプホルン
[腓腹筋のストレッチ]

【難易度】 【危険度】 【柔軟度】身体が硬い人にはやりづらい

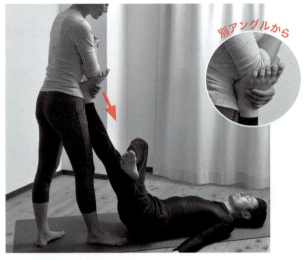

別アングルから

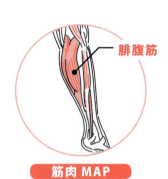

腓腹筋

筋肉 MAP

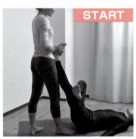
START

●**相手の開始肢位**：背臥位（両腕を横に開く）

●**自分のポジション**：
1) 相手の右股関節・膝関節を屈曲させて外に開き、相手の右足首外側を相手の左大腿遠位部前面に置く
2) 相手の左脚を持ち上げて足元に立ち、右腹部〜右大腿部で相手の左脚を支えながら、左手で相手の左足背を支える
3) 右肘を相手の左足底にあてる

ワンポイント!
相手の足の甲にあてた手に向かって圧をかけるのがポイントです

●**ストレッチ法**：
1) 右肘に体重をかけ、相手の左足底を床方向に圧迫する
2) 元に戻す
3) 足底にあてる右肘の位置をかえ、同様に行う
4) 元に戻す

効果・効能	下腿部の不快感の軽減に役立つ 運動後のクールダウンに役立つ
作用する 骨格・関節／筋肉	【ストレッチ】（左脚）足関節／腓腹筋、ヒラメ筋 【圧迫】短趾屈筋、母趾外転筋
神経支配（P.44）	脛骨神経（L5、S1・2）

044 背臥位

コントラバス
[ハムストリングスのストレッチ]

| 【難易度】 | 🍎🍎🍎 | 【危険度】 | 💣💣💣 | 【柔軟度】 | 身体が硬い人にはやりづらい |

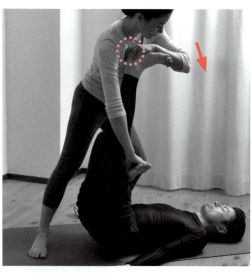

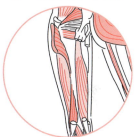
【ハムストリングス】

筋肉MAP

ワンポイント！
相手の身体が硬い場合は、相手の左股関節の角度を緩めましょう。身長差が大きい場合にはNO.45 がおすすめ

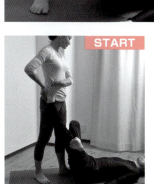
START

● **相手の開始肢位：** 背臥位（両腕を横に開く）

● **自分のポジション：**
1) 相手の足元で両踵を持って立つ
2) 左膝を使って、相手の右膝を屈曲させ、相手の右下腿遠位部を相手の左大腿遠位部前面にあてる
3) 相手の右膝をまたいで立ち、左手で相手の左踵を包むように持ち、左前腕を相手の足底に置く
4) 右手を相手の左脚の後ろからまわして、相手の右足背を持つ

● **ストレッチ法：**
1) 左手を支点に左肘を下げ、相手の左足底遠位部を床方向に押す
2) 元に戻す

効果・効能	下肢後面の不快感の軽減に役立つ
作用する骨格・関節／筋肉	【ストレッチ】（左脚）膝関節／大腿二頭筋、半腱・半膜様筋 　　　　　　　　　　足関節／腓腹筋、ヒラメ筋 　　　　　　　（右脚）股関節／中殿筋
神経支配（P.44）	坐骨神経（骨枝L５、Ｓ１・２・３）、脛骨神経（L５、Ｓ１・２）
注意（P.33）	（高齢者）

第2章 タイマッサージ・ストレッチテクニック

103

045 背臥位

鐘つき
[ハムストリングスのストレッチ]

【難易度】　　【危険度】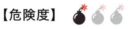　　【柔軟度】　普通

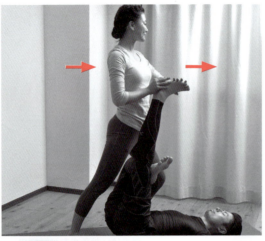

【ハムストリングス】

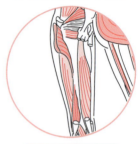

筋肉MAP

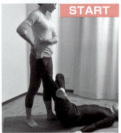
START

● **相手の開始肢位**：背臥位（両腕を横に開く）

● **自分のポジション**：
1) 相手の足元で両踵を持って立つ
2) 左膝を使って、相手の右膝を屈曲させ、相手の右下腿遠位部を相手の左大腿遠位部前面に置く
3) 相手の右膝をまたいで相手の頭方へ向いて立ち、右手掌で相手の左踵を上から包むように持ち、左手掌を相手の左足底遠位部に置く

ワンポイント！
相手の右脚がずれない程度に左脚で軽く固定します

● **ストレッチ法**：
1) 以下の動作を同時に行う
　①左膝を屈曲させ体重を前方へ移動させながら、相手の左踵を頭方へ圧す
　②左手掌で足底遠位部を床方向へ圧迫する　　2) 元に戻す

効果・効能	腰部の不快感の軽減に役立つ
作用する 骨格・関節／筋肉	【ストレッチ】膝関節／大腿二頭筋、半腱・半膜様筋 　　　　　　　脊柱／脊柱起立筋　足関節／腓腹筋
神経支配（P.44）	坐骨神経（脛骨枝Ｌ４・５、Ｓ１・２・３）（腓骨枝Ｌ５、Ｓ１・２）、脊髄神経、脛骨神経（Ｓ１・２）
注意（P.33）	（月経中）

046 背臥位 ハンモック
[脊柱起立筋のストレッチ]

【難易度】 🍎🍎🍎 【危険度】 💣💣💣 【柔軟度】 普通

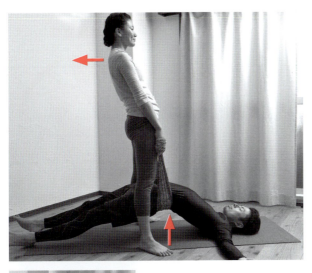

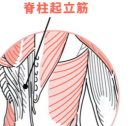

脊柱起立筋

筋肉MAP

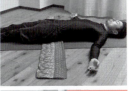
START

ワンポイント！
相手の腰部にぶら下がる
ような気持ちで上体を
後ろへ倒しましょう

●**相手の開始肢位**：背臥位
（殿部の下になるよう布を敷き、両腕を横に開く）

●**自分のポジション**：
1) 相手の腰部をまたいで立つ
2) 股関節・膝関節を屈曲させて、布の両端を両手に
   巻きつけて持つ

●**ストレッチ法**：
1) 両膝関節と両肘関節を伸展させながら重心を後方に移動し、
   相手の殿部を浮かせるように牽引する
2) 元に戻す

効果・効能	腰部・背部の緊張緩和に役立つ　（例）姿勢よく座れるようになる
作用する 骨格・関節／筋肉	【ストレッチ】脊柱／脊柱起立筋、腹直筋
神経支配（P.44）	脊髄神経、肋間神経（T5・6、T7-12）

第2章 タイマッサージ・ストレッチ テクニック

047 背臥位 すべり台
[脊柱起立筋のストレッチ]

【難易度】🍎🍎🍎 　【危険度】💣💣💣 　【柔軟度】 普通

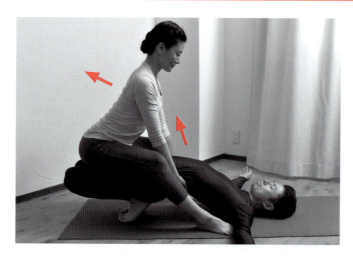

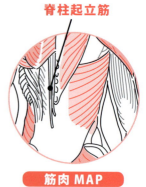

脊柱起立筋

筋肉MAP

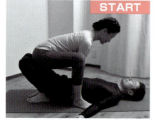
START

●**相手の開始肢位：** 背臥位（両腕を横に開く）

●**自分のポジション：**
1) 相手の股関節・膝関節を屈曲させ、相手の足底を床に置き、相手の踵を殿部に近づける
2) 相手の腰部をまたぎ相手の大腿遠位部前面に殿部をあて、両手で相手の腰部を持つ

> ワンポイント！
> 自分の足を床にしっかり踏ん張って！

●**ストレッチ法：**
1) 上体を起こしながら重心を後方に移動して、相手の腰部を持ち上げる（相手の踵が上がりすぎない程度に）
2) 元に戻す

効果・効能	腰部の不快感の軽減に役立つ　（例）座る時間が長い人に効果的
作用する骨格・関節／筋肉	【ストレッチ】脊柱／脊柱起立筋、腹直筋　　膝関節／大腿直筋
神経支配（P.44）	脊髄神経、肋間神経（T5・6、T7－12）、大腿神経（L2・3・4）
注意（P.33）	（足部）（高齢者）

048 背臥位

起き上がりこぼし
[脊柱起立筋のストレッチ]

【難易度】●●○　【危険度】💣○○　【柔軟度】　普通

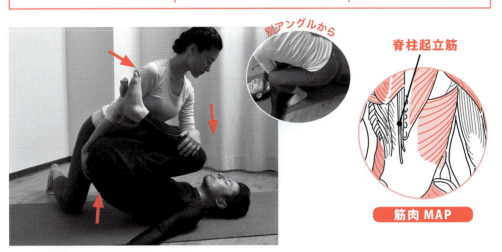

筋肉 MAP　脊柱起立筋　別アングルから

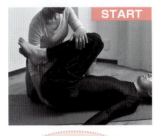
START

● **相手の開始肢位**：背臥位（両腕を横に開く）

● **自分のポジション**：
1) 相手の股関節と膝関節を屈曲させながら、相手の右腰部の外で片膝立ちになり、右足は爪先立ちで踵の上に腰をおろす
2) 左前腕で相手の下腿近位部を押さえ、右手掌は相手の仙骨部にあてる

● **ストレッチ法**：
1) 以下の動作を同時に行う
　①腰を上げて左足に重心を移動しながら、
　　右手で相手の腰部を持ち上げる
　②左前腕で相手の膝を相手の胸の方向に圧迫する
2) 元に戻す

ワンポイント！
相手の股関節が硬くて左右の膝が極端に離れてしまう人には無理して行わないようにしましょう。自分の左前腕に体重をかけるように意識すると軽く相手のお尻が持ち上がります。
※左右どちらから行ってもよい

効果・効能	腰部・背部の緊張緩和に役立つ　（例）靴下の脱ぎ履きがしやすくなる
作用する骨格・関節／筋肉	【ストレッチ】脊柱／脊柱起立筋　股関節／大殿筋
神経支配（P.44）	脊髄神経、下殿神経（L5、S1・2）
注意（P.33）	（股関節）（月経中）

第2章 タイマッサージ・ストレッチ テクニック

049 背臥位 スキー大回転
[腰方形筋のストレッチ]

【難易度】　【危険度】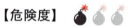　【柔軟度】普通

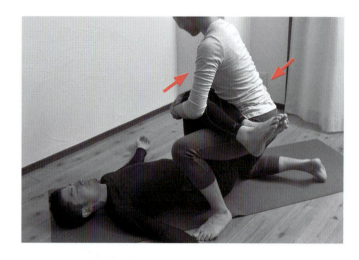

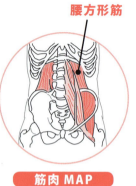

腰方形筋

筋肉 MAP

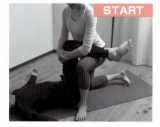

START

● **相手の開始肢位**：背臥位（右腕を横に開く）

● **自分のポジション**：
1) 相手の股関節・膝関節を屈曲させ、左大腿近位部に相手の下腿を乗せて片膝立ちになる
2) 相手の両膝の前で、右手で左手首をつかむ

● **ストレッチ法**：
1) 身体を右に捻りながら、相手の下肢を捻る
2) 元に戻す

ワンポイント！
相手の骨盤ごと相手の下肢をキュッと捻るようにすると安定します。

効果・効能	背部の動きをなめらかにする　（例）スキーのターンがしやすくなる
作用する 骨格・関節／筋肉	【ストレッチ】骨盤／腰方形筋　脊柱／内・外腹斜筋
神経支配（P.44）	腰神経叢（T12、L1・2・3）、肋間神経
注意（P.33）	（股関節）

050 背臥位

直滑降
[ハムストリングスのストレッチ]

【難易度】🍎🍎🍎　【危険度】💣💣💣　【柔軟度】身体が硬い人にはやりづらい

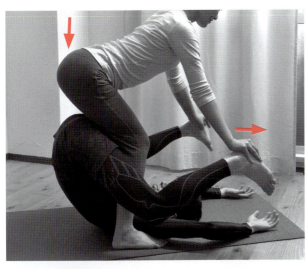

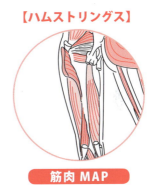

【ハムストリングス】

筋肉 MAP

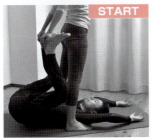
START

●**相手の開始肢位**：背臥位（両腕を肩より上にあげる）

●**自分のポジション**：
1) 相手の足元に立つ
2) 両手で相手の両足をそれぞれ持ちあげ、相手の股関節・膝関節を屈曲させて、胸部をまたいで立つ
3) 両手で相手の踵を支える

●**ストレッチ法**：
1) 股関節・膝関節を屈曲させながら重心を落とし、相手の足先を床に近づける（両腕の開きを45度以内にする）
2) 元に戻す

ワンポイント！
肘をまっすぐにし、相手の踵に置いた手にゆっくりと体重をかけていくようにすると安定します

効果・効能	腰部・背部のクールダウンに役立つ
作用する 骨格・関節／筋肉	【ストレッチ】股関節／半腱・半膜様筋、大腿二頭筋 　　　　　　　脊柱／脊柱起立筋
神経支配（P.44）	坐骨神経（骨枝L5、S1・2・3）、脊髄神経
注意（P.33）	（高齢者）（股関節）（月経中）枕を取って行う

第2章　タイマッサージ・ストレッチ　テクニック

051 背臥位 恥ずかし固め
[大殿筋のストレッチ]

【難易度】 　【危険度】 　【柔軟度】身体が硬い人にはやりづらい

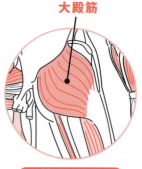

大殿筋

筋肉MAP

ワンポイント!
自分の脚が邪魔にならないように立ち位置は前後に微調整しましょう。肘をまっすぐにすると、体重をうまく使えます

● **相手の開始肢位：**
背臥位（両腕を横に開く）

● **自分のポジション：**
1) 相手の足元で両踵を持って立つ
2) 相手の股関節と膝関節を屈曲させて、腹部をまたいで立ち、相手の両足底を合わせるように足背を持つ

● **ストレッチ法：**
1) 股関節・膝関節を屈曲させながら重心を落とし、相手の足先を相手の頭に近づける
2) 元に戻す

効果・効能	殿部、腰部の疲労回復に役立つ　（例）しゃがむのが楽になる
作用する骨格・関節／筋肉	股関節／大殿筋、大腿二頭筋　脊柱／脊柱起立筋
神経支配（P.44）	下殿神経（L5、S1・2）、坐骨神経（骨枝L5、S1・2・3）、脊髄神経
注意（P.33）	（膝部）（高齢者）（股関節）（月経中）

052 背臥位 脚のダブルトライアングル
[大腿二頭筋のストレッチ]

【難易度】 【危険度】 【柔軟度】身体が硬い人にはやりづらい

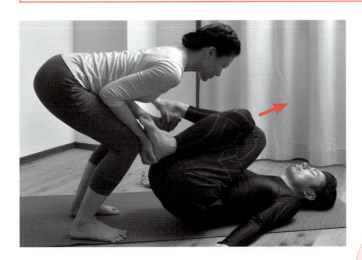

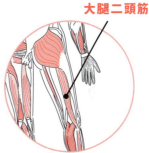

大腿二頭筋

筋肉MAP

ワンポイント！
相手の下肢の角度が同じ三角になるように均等に足底を押し上げると安定します。腰部を屈曲させるので、床から骨盤が浮くように！

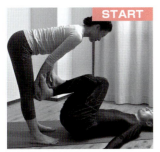
START

● **相手の開始肢位：**
背臥位（両腕を横に開く）

● **自分のポジション：**
1）相手の足元に立ち、相手の両足を持つ
2）相手の右脚の上に左脚を交差させ、相手の股関節・膝関節を屈曲させる
3）相手の足底を外側から持つ

● **ストレッチ法：**
1）手背を膝の前面にあてる
2）膝を屈曲させることにより両手に体重をかけて、相手の股関節・膝関節を更に屈曲させる
3）更に体重をかけることによって、相手の腰部も屈曲させる
4）元に戻す

効果・効能	殿部の緊張緩和に役立つ　（例）坐骨神経痛に効果的
作用する骨格・関節／筋肉	【ストレッチ】股関節／大腿二頭筋、大殿筋、梨状筋　脊柱／脊柱起立筋
神経支配（P.44）	坐骨神経（骨枝L5、S1・2・3）、下殿神経（L5、S1・2）、仙骨神経叢（L[5]、S1・2）、脊髄神経

第2章 タイマッサージ・ストレッチテクニック

053 背臥位 — 肩倒立
[脊柱起立筋のストレッチ]

【難易度】　【危険度】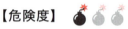　【柔軟度】普通

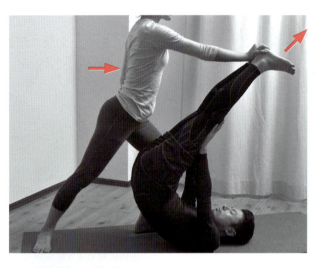

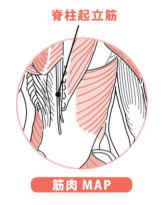

脊柱起立筋

筋肉MAP

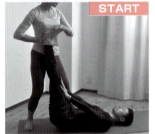

START

●**相手の開始肢位**：背臥位

●**自分のポジション**：
1) 足元から相手の両脚を持ち上げ、相手の両膝関節は伸展したまま相手の両股関節を約90度屈曲させる
2) 相手に両肘を伸展させて両手掌を両膝にあてるよう指示して、相手の右腰部の外に立つ
3) 右手で相手の踵部を支え、左手で相手の足底を支える

ワンポイント!
相手の肘が曲がったり、相手の手の位置がずれると危険

●**ストレッチ法**：
1) 相手に両肘関節を伸展させたままでいるよう指示し、重心を左脚に移動しながら、右肘関節を伸展させて、相手の両足を頭方に圧す
2) 元に戻す

効果・効能	血液循環の促進に役立つ　運動後のクールダウンに役立つ
作用する 骨格・関節／筋肉	【ストレッチ】脊柱／脊柱起立筋
神経支配（P.44）	脊髄神経
注意（P.33）	（高齢者）（月経中）　枕を取って行う

054 背臥位

すってんころりん
[脊柱起立筋のストレッチ]

【難易度】　【危険度】　【柔軟度】 普通

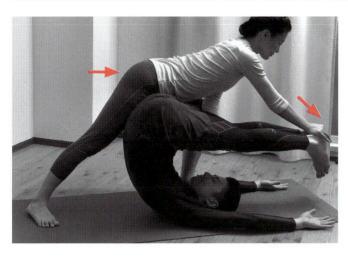

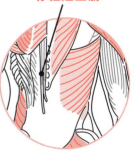

脊柱起立筋

筋肉MAP

●**相手の開始肢位**：背臥位（両腕を上に伸ばす）

●**自分のポジション**：
1) 足元から相手の両脚を持ち上げ、相手の両膝関節は伸展したまま相手の両股関節を約90度屈曲させる
2) 相手の右腰部の外に立ち、右手で相手の踵部を支え、左手で相手の足底を支える

●**ストレッチ法**：
1) 重心を左脚に移動しながら、右肘関節を伸展させて、相手の両足を頭方の床に近づけるよう圧す
2) 元にもどす

ワンポイント！
相手の足が、バランスよく相手の頭上へ向かうように、力が均等にかかる立ち位置を工夫しましょう

第2章 タイマッサージ・ストレッチ テクニック

効果・効能	全身の不快感の軽減に役立つ （例）寝起きや長時間座った時に効果的
作用する 骨格・関節／筋肉	【ストレッチ】脊柱／脊柱起立筋　股関節／大殿筋、大腿二頭筋、 　　　　　　　　半腱・半膜様筋
神経支配（P.44）	脊髄神経、下殿神経（L5、S1・2）、 坐骨神経（脛骨枝L4・5、S1・2・3）（腓骨枝L5、S1・2）
注意（P.33）	（月経中）（首）　※また血圧等、循環器にトラブルのある方は要注意。

055 背臥位 ジョッキー（乗馬）
[ハムストリングスのストレッチ]

【難易度】🍎🍎🍎 　【危険度】💣💣💣 　【柔軟度】身体が硬い人にはやりづらい

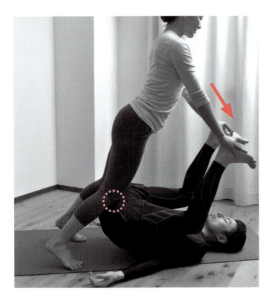

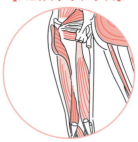

【ハムストリングス】

筋肉 MAP

ワンポイント！
膝と相手の坐骨結節のあたっている所が痛くないように気をつけて。足先を内に向けてもよい。

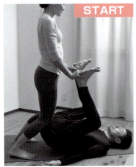
START

● **相手の開始肢位：**
　背臥位（両腕を横に開く）

● **自分のポジション：**
1）相手の足元で両足を肩幅以上に開いて立つ
2）両手で相手の股関節と膝関節を屈曲させ（下腿が床と垂直になる角度）、相手の踵をそれぞれ上から持つ
3）自分の両膝を相手の坐骨結節部にあてる

● **ストレッチ法：**
1）肘関節を伸展させて、重心を床方向に落し、相手の踵を頭方へ圧す
2）元に戻す

効果・効能	大腿部のスポーツ障害の予防に役立つ
作用する 骨格・関節／筋肉	【ストレッチ】膝関節／大腿二頭筋、半腱・半膜様筋、 　　　　　　　脊柱／脊柱起立筋
神経支配（P.44）	坐骨神経（骨枝L5、S1・2・3）、脊髄神経
注意（P.33）	（高齢者）（股関節）（月経中）

056 背臥位 ジャーマンスープレックス（プロレス）
[大腰筋のストレッチ]

【難易度】🍎🍎🍎　【危険度】💣💣💣　【柔軟度】普通

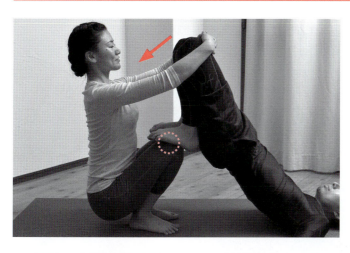

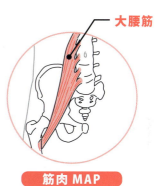

大腰筋

筋肉MAP

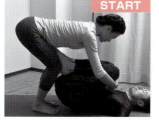

START

●**相手の開始肢位**：背臥位（両腕を横に開く）

●**自分のポジション**：
1) 相手の足元に立ち、相手の股関節と膝関節を屈曲させる
2) 膝に相手の足底をあて、両手で相手の大腿遠位部をかかえる

●**ストレッチ法**：
1) 合図で軽く腰を上げるよう相手に指示しておく
2) 合図の声をかけて、以下の動作を同時に行う
　①膝にあてた相手の足底を支点に、
　　肘を伸ばしたまま相手の膝を両手で引き寄せる
　②相手の足底を膝の上に乗せるように、自分の踵の近くに
　　一気に腰を落とす
3) 元に戻す

ワンポイント！
始めに自分の爪先が相手の殿部の下に入るくらい近くにあると安定します

効果・効能	股関節の柔軟性の向上に役立つ　（例）和式トイレで座りやすくなる
作用する骨格・関節／筋肉	【ストレッチ】股関節／大腰筋、腸骨筋　脊柱／腹直筋
神経支配（P.44）	腰神経叢（L1・2・3・4）、大腿神経（L[1]・2・3・4)、肋間神経（T5・6、T7－12）
注意（P.33）	（高齢者）（月経中）

第2章　タイマッサージ・ストレッチテクニック

057 背臥位 三つ折マットレス
[大殿筋のストレッチ]

【難易度】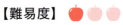 　【危険度】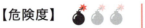 　【柔軟度】身体が柔らかい人には効きづらい

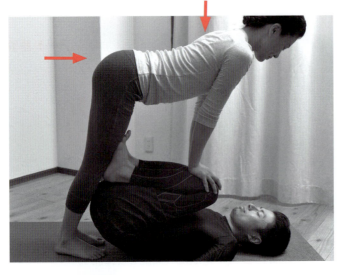

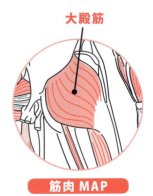

大殿筋

筋肉 MAP

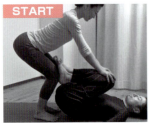
START

ワンポイント！
膝もしっかり足裏に寄りかかって！

●相手の開始肢位：背臥位（両腕を横に開く）

●自分のポジション：
1）相手の足元に立ち、相手の股関節と膝関節を屈曲させ、膝に相手の足底をあてる
2）膝を屈曲させて、両手掌を相手の膝にあてる

●ストレッチ法：
1）膝関節を伸展させながら、手掌に体重を移動し、相手の膝を相手の胸の方向に圧迫する
2）元に戻す

効果・効能	殿部や腰部の疲労回復に役立つ　（例）くつひもに手が届きやすくなる
作用する骨格・関節／筋肉	【ストレッチ】股関節／大殿筋
神経支配（P.44）	下殿神経（L5、S1・2）
注意（P.33）	（股関節）

058 背臥位

寝あぐら
[半腱・半膜様筋のストレッチ]

【難易度】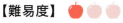　【危険度】　【柔軟度】身体が柔らかい人には効きづらい

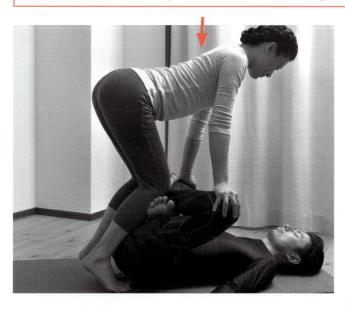

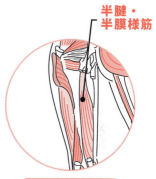

筋肉 MAP

半腱・半膜様筋

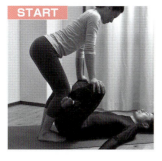

START

ワンポイント！
相手の足背に自分の脛骨があたると痛いので注意。足先を内に向けてもよい。

● **相手の開始肢位：**
　背臥位（両腕を横に開く）

● **自分のポジション：**
1) 相手の足元に立ち、あぐらのように足を組ませる
2) 下腿遠位部外側で相手の足背を固定し、両手を相手の膝に置く

● **ストレッチ法：**
1) 相手のあぐらを保持しながら、膝関節を屈曲させ重心を前方に移動し、両手で相手の両膝を床方向に圧す
2) 元に戻す

効果・効能	腰部の疲労回復に役立つ 股関節の動きをなめらかにする　（例）内股の改善に役立つ
作用する 骨格・関節／筋肉	【ストレッチ】股関節／半腱・半膜様筋、大・長内転筋、大殿筋
神経支配（P.44）	坐骨神経（脛骨枝L４・５、S１・２）、閉鎖神経（L２・３・４）、 坐骨神経（L４・５、S１）、下殿神経（L５、S１・２）

第2章　タイマッサージ・ストレッチテクニック

| 059 | 背臥位 |

縦前屈
[僧帽筋のストレッチ]

【難易度】　　【危険度】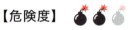　　【柔軟度】普通

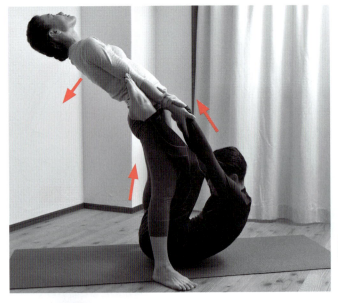

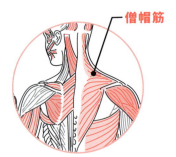

筋肉MAP

ワンポイント！
相手の腕が長く感じる時は、腕をクロスにしてつかみあうとよい

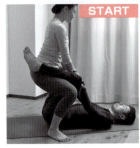

START

● **相手の開始肢位**：背臥位（両腕を横に開く）

● **自分のポジション**：
1) 相手の両足を持ったまま、相手の殿部をまたいで立ち、軽く股関節・膝関節を屈曲させ、大腿部の上に相手の下腿部を乗せる
2) 相手と前腕部をつかみ合う

● **ストレッチ法**：
1) 相手に顎を引くように指示して、膝関節を伸展してから後屈し、肘関節を伸展させたまま相手の両腕を牽引する
2) 元に戻す

効果・効能	背部・肩部の不快感の軽減に役立つ
作用する骨格・関節／筋肉	【ストレッチ】肩関節／僧帽筋、大・小菱形筋、広背筋
神経支配（P.44）	第XI脳神経(副神経)の脊髄部、頚神経前枝（C2・3・4）、肩甲背神経（C4・5）、胸背神経（C6・7・8）
注意（P.33）	（腰部）（高齢者）（股関節）

060 背臥位

引き起こし
[僧帽筋のストレッチ]

【難易度】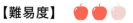　　【危険度】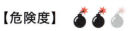　　【柔軟度】　普通

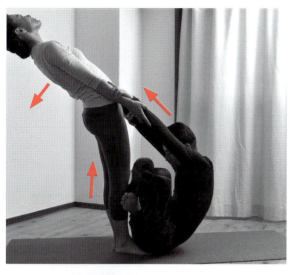

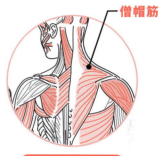

筋肉MAP

ワンポイント！
相手の尾骨を軸にお互いの体重でバランスを取り合うのがコツ。足先を内に向けてもよい

START

ストレッチ1

●**相手の開始肢位**：背臥位

●**自分のポジション**：
1）相手の足元に立ち、あぐらのように足を組ませる
2）下腿遠位部外側で相手の足背を固定し、相手と前腕をつかみ合う

●**ストレッチ法**：
1）相手に顎を引くように指示して、膝関節を伸展してから後屈し、肘関節を伸展させたまま相手の両腕を牽引する
2）元に戻す
3）1〜2を何回か行い、最後に相手の腕を牽引しながら、1歩ずつ後方へ移動し、相手を座位にさせる

効果・効能	背部、肩部の緊張緩和に役立つ
作用する骨格・関節／筋肉	【ストレッチ】肩関節／僧帽筋、大・小菱形筋、広背筋
神経支配（P.44）	第XI脳神経(副神経)の脊髄部、頚神経前枝（C2・3・4）、肩甲背神経（C4・5）、胸背神経（C6・7・8）
注意（P.33）	（腰部）（高齢者）（股関節）

第2章 タイマッサージ・ストレッチテクニック

061 背臥位 シングルスカル
[内転筋群のストレッチ]

【難易度】● ○ ○　【危険度】💣 ○ ○　【柔軟度】身体が硬い人にはやりづらい

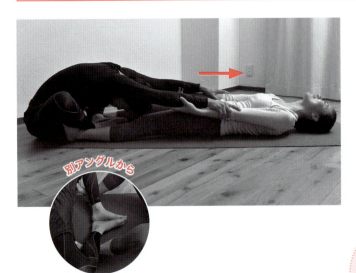

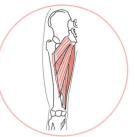
【内転筋群】
筋肉MAP

ワンポイント！
相手の身体が柔らかい場合は最後に少し腕を曲げて引いて。硬い場合はゆっくりと倒れ、相手と上手にバランスを取り合いましょう

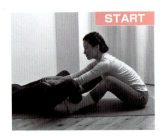
START

● **相手の開始肢位**：背臥位

● **自分のポジション**：
1) 相手の両股関節、両膝関節を屈曲させ、両足を相手の大腿部後面にあてる
2) 相手の足裏を合わせる
3) 相手と両手を握り合う

● **ストレッチ法**：
1) 両膝関節を伸展させながら後方に倒れ、相手を前屈させる
2) 元に戻す

効果・効能	全身の疲労回復に役立つ
作用する 骨格・関節／筋肉	【ストレッチ】股関節／大・長・短内転筋、恥骨筋 　　　　　　　肩関節／広背筋、僧帽筋
神経支配（P.44）	閉鎖神経（L2・3・4）、坐骨神経（L4・5、S1）、大腿神経、胸背神経（C6・7・8）、第XI脳神経(副神経)の脊髄部、頚神経前枝（C2・3・4）
注意（P.33）	（高齢者）（股関節）

062 背臥位 人間矢印
[腕の側面の筋群のストレッチ]

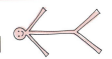

【難易度】　【危険度】　【柔軟度】身体が柔らかい人には効きづらい

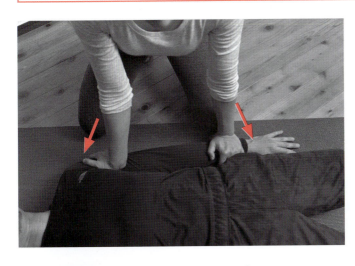

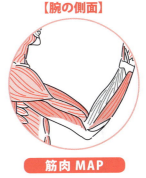
【腕の側面】
筋肉 MAP

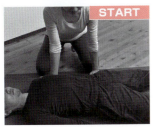
START

● **相手の開始肢位**：背臥位（左手掌を床に向ける）

● **自分のポジション**：
1) 相手の左上半身の外で相手の左腕に対し垂直に向い、爪先立ちで踵の上に腰をおろし、両膝を開いて床につく
2) 両肘関節を伸展させ、右手掌を相手の上腕近位部前面に、左手掌を前腕遠位部後面に置く

● **ストレッチ法**：
1) 両手根に体重を乗せ、左右に開くように床方向に圧をかける
2) 元に戻す

ワンポイント！
肩が相手の腕の真上にあるようにしてから圧をかけましょう

効果・効能	上腕部・前腕部の緊張緩和に役立つ （例）パソコンのタイピング疲れに効果的
作用する 骨格・関節／筋肉	【ストレッチ】肘関節／上腕二頭筋　手関節／長・短橈側手根伸筋、 　　　　　　　尺側手根伸筋
神経支配（P.44）	筋皮神経（C5・6）、橈骨神経（C5・6・7・8）

第2章 タイマッサージ・ストレッチテクニック

063 背臥位 クラーク像
[腕の前面の筋群のストレッチ]

【難易度】🍎🍎🍎　【危険度】💣💣💣　【柔軟度】身体が柔らかい人には効きづらい

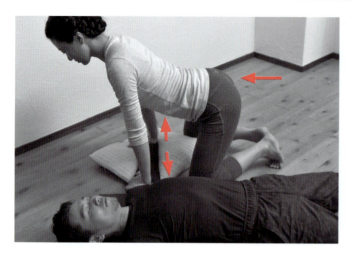

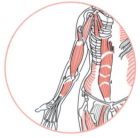
【腕の前面】
筋肉 MAP

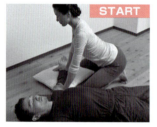
START

●**相手の開始肢位**：背臥位（左腕を真横に開く）

●**自分のポジション**：
1) 相手の左胸部の外で、爪先立ちで踵の上に腰をおろし、両膝を開いて床につく
2) 両肘関節を伸展させ、左手掌を相手の上腕近位部、右手掌を相手の左手根にあてる

●**ストレッチ法**：
1) 両手根に体重を乗せ、左右に開くように床方向に圧をかける
2) 元に戻す

> ワンポイント！
> 肩が相手の腕の真上にあるようにしてから圧をかけましょう

効果・効能	上腕部・前腕部の緊張緩和に役立つ （例）重い買い物袋を持った後に効果的
作用する 骨格・関節／筋肉	【ストレッチ】肘関節／腕橈骨筋、上腕二頭筋　手関節／橈側手根屈筋、尺側手根屈筋
神経支配（P.44）	橈骨神経（C5・6・7・8）、筋皮神経（C5・6）、正中神経（C6・7・8）

064 背臥位

仲良し
[手関節の筋群のストレッチ]

【難易度】	【危険度】 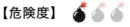	【柔軟度】 普 通

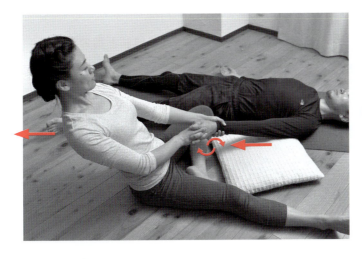

【手関節の筋群】

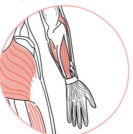

筋肉 MAP

ワンポイント！
相手の左前腕が動かないように回したり伸ばしたりしましょう

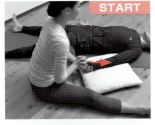

START

●**相手の開始肢位**：背臥位

●**自分のポジション**：
1) 相手の左腰部の外で長座位になり、左脚を外に開き左膝関節を屈曲させる
2) 相手の左手と自分の右手を組む
3) 左手は相手の前腕遠位部をつかむ

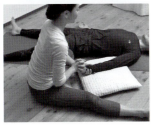

●**ストレッチ法**：
1) 相手の手関節の最大可動域を、外回りと内回りに回す
2) 相手の手関節を伸展させる
3) 相手の手関節を屈曲させる

第2章 タイマッサージ・ストレッチテクニック

効果・効能	手部の血液の循環を促進する
作用する 骨格・関節／筋肉	【ストレッチ】手関節／長・短橈側手根伸筋、尺側手根伸筋、橈側手根屈筋、尺側手根屈筋
神経支配（P.44）	橈骨神経（Ｃ5・6・7・8）、正中神経（Ｃ6・7・8）、尺骨神経（Ｃ7・8、Ｔ1）

065 背臥位 手のひらを太陽に
[手関節と指の屈筋群のストレッチ]

【難易度】 【危険度】 【柔軟度】身体が柔らかい人には効きづらい

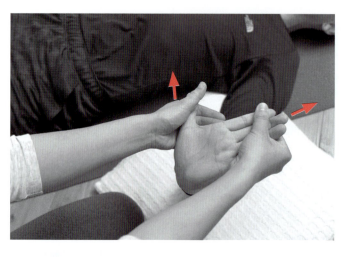

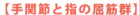【手関節と指の屈筋群】

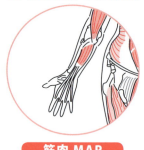
筋肉 MAP

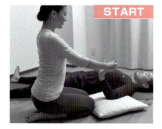 START

●**相手の開始肢位**：背臥位

●**自分のポジション**：
1) 相手の左腰部の外で正座する
2) 四指で相手の左手背を支え、両母指をそれぞれ相手の母指球、小指球にあてて掴む

●**ストレッチ法**：
1) 両母指を、相手の手根から母指および第五指の先端までを伸展させながらスライドさせる
2) 同様に、両母指を相手の第二指および第四指の先端までスライドさせる
3) 同様に、母指を第三指の先端までスライドさせる

ワンポイント！
母指で圧迫する手背側には必ず四指があたっているように気を付けましょう

効果・効能	手掌部の疲労回復に役立つ （例）ボルダリングの後の手の疲れに効果的
作用する 骨格・関節／筋肉	【ストレッチ】中手指節関節／浅指屈筋、深指屈筋、長母指屈筋 　　　　　　　手関節／橈側手根屈筋、尺側手根屈筋 【圧迫】掌面の筋肉群
神経支配（P.44）	正中神経（Ｃ６・７・８、Ｔ１）、尺骨神経（Ｃ７・８、Ｔ１）

066 背臥位

指きり
[指の屈筋群のストレッチ]

| 【難易度】 | ● ○ ○ | 【危険度】 | ● ○ ○ | 【柔軟度】 | 普通 |

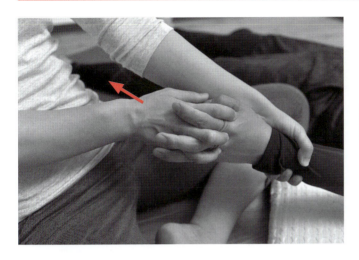

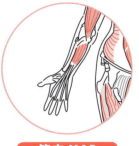

【指の屈筋群】

筋肉 MAP

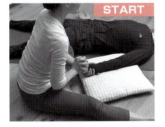

START

●**相手の開始肢位**：背臥位

●**自分のポジション**：
1) 相手の左腰部の外で長座位になり、左脚を外に開き左膝関節を屈曲させる
2) 左手で相手の左前腕遠位部をつかみ、右手と相手の左手を組む

ワンポイント!
相手の四指の各指節ごとに関節に指を引っ掛けるようにリズミカルに引きましょう

●**ストレッチ法**：
1) 四指を相手の四指に斜めにひっかけ、相手の左前腕遠位部を固定したまま、相手の四指を伸ばすように軽く引く
2) 元に戻す

第2章 タイマッサージ・ストレッチテクニック

効果・効能	手部の疲労回復に役立つ
作用する 骨格・関節／筋肉	【ストレッチ】中手指節関節／浅指屈筋、深指屈筋
神経支配（P.44）	正中神経（C7・8、T1）、尺骨神経（C7・8、T1）

125

067 背臥位 握手
[腕の筋群のストレッチ]

【難易度】 　【危険度】 　【柔軟度】 普通

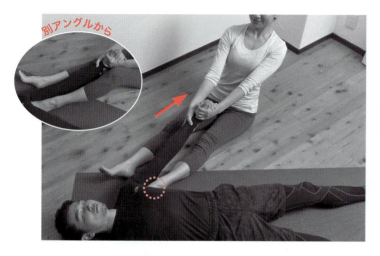

【腕の筋群】

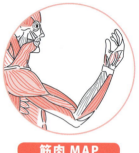

筋肉 MAP

START

ワンポイント！
右膝を曲げ外に倒したポジションで行ってもよい

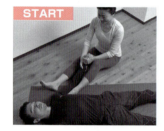

●**相手の開始肢位：** 背臥位（左腕を横に開く）

●**自分のポジション：**
1）相手の左腰部の外で座り、左手と相手の左手を繋ぎ、右手はつないだ手の上に添える
2）自分の左足底遠位部を相手の左腋窩にあてる

●**ストレッチ法：**
1）左足底遠位部で相手の肩が動かないように押さえる
2）自分の両肘関節を伸展させながら上体を後方に倒し、相手の左腕を牽引する
3）元に戻す

効果・効能	上肢のクールダウンに役立つ （例）ラケットを使うスポーツの後に行うと効果的
作用する 骨格・関節／筋肉	【ストレッチ】肘関節／長橈側手根伸筋、尺側手根屈筋、腕橈骨筋、 　　　　　尺側手根伸筋　肩関節／三角筋、上腕二頭筋
神経支配（P.44）	橈骨神経（C５・６・７・８）、尺骨神経（C７・８、T１）、 橈骨神経（C６・７・８）、腋窩神経（C５・６）、筋皮神経（C５・６）

068 背臥位 腕四の字固め
[三角筋のストレッチ]

【難易度】 　【危険度】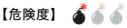 　【柔軟度】 普通

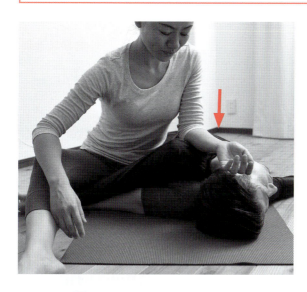

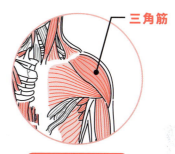

筋肉 MAP

ワンポイント！
自分の膝が相手の肩甲骨や脊柱にあたらないように注意！

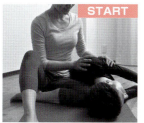
START

●**相手の開始肢位**：背臥位

●**自分のポジション**：
1) 相手の左胸部の外で左股関節・膝関節を屈曲させて開き、右膝を立てて座る
2) 相手の左肩を持ち上げながら左膝を相手の肩甲骨と背骨の間に滑り込ませる

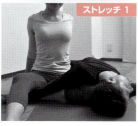
ストレッチ1

●**ストレッチ法**：
1) 左膝の位置を変えないようにしながら、相手の左腕を外に開いて相手の左前腕を床に置き、その上に右大腿を置く
2) 左前腕近位部を相手の左胸上部に置き、体重をのせて床方向に圧迫する
3) 元に戻す

効果・効能	肩関節の動きを滑らかにする　（例）胸を開いて歩きやすくなる
作用する 骨格・関節／筋肉	【ストレッチ】肩関節／三角筋、大胸筋 【圧迫】僧帽筋、大・小菱形筋、大・小胸筋
神経支配（P.44）	腋窩神経（C5・6）、外側・内側胸筋神経（C5・6・7・8、T1）

第2章 タイマッサージ・ストレッチ テクニック

069 背臥位 ボート漕ぎ
[胸鎖乳突筋のストレッチ]

【難易度】　【危険度】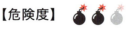　【柔軟度】身体が柔らかい人には効きづらい

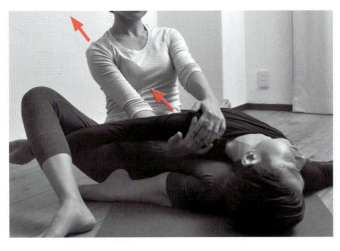

胸鎖乳突筋

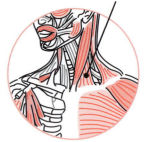

筋肉 MAP

ワンポイント！
相手の肩を引きすぎて左膝の位置がずれないように注意

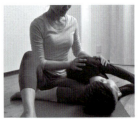

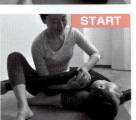
START

●**相手の開始肢位**：背臥位

●**自分のポジション**：
1）相手の左胸部の外で左股関節・膝関節を屈曲させて開き、右膝を立てて座る
2）相手の左肩を持ち上げながら左膝を相手の肩甲骨と背骨の間に滑り込ませる
3）左膝の位置を変えないようにしながら、相手の左腕を外に開いて相手の左前腕を床に置き、その上に右大腿を置く
4）相手の左肩を挟むように両手を組む

●**ストレッチ法**：
1）上体を後方に倒しながら、相手の肩を手前に引き寄せる
2）元に戻す

効果・効能	頚部・肩部の不快感の軽減に役立つ
作用する 骨格・関節／筋肉	【ストレッチ】肩関節／胸鎖乳突筋、僧帽筋 【圧迫】僧帽筋、大・小菱形筋
神経支配（P.44）	副神経、頚神経叢（Ｃ[１]・２・３）、第 XI 脳神経(副神経)の脊髄部、頚神経前枝（Ｃ２・３・４）

070 背臥位

タイダンス
[指の屈筋群のストレッチ]

【難易度】 　　【危険度】 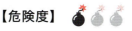　　【柔軟度】 普通

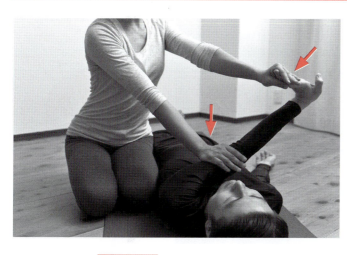

【指の屈筋群】

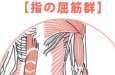

筋肉 MAP

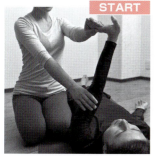

●**相手の開始肢位**：背臥位

●**自分のポジション**：
1）相手の左手を持って、相手の左胸部の外で正座する
2）右手掌は相手の肘に添える
3）相手の左肘関節を伸展させたまま、相手の左腕を内に倒す
4）左手掌を相手の四指に添えて、軽く手関節を伸展させる

●**ストレッチ法**：
1）以下の動作を同時に行う
　①相手の左肘関節を伸展させたまま、相手の左腕をさらに内へ倒す
　②相手の左手関節をさらに伸展させる
2）元に戻す

ワンポイント！
相手の指の先まで反らせるように心がけるとしっかりとストレッチできます

効果・効能	手関節・指節関節の柔軟性の向上に役立つ （例）ヴァイオリンなどの弦楽器の演奏の疲れを取る
作用する 骨格・関節／筋肉	【ストレッチ】中手指節関節／浅指屈筋、深指屈筋 手関節／橈側手根屈筋、尺側手根屈筋　　肩関節／三角筋
神経支配（P.44）	正中神経（Ｃ６・７・８、Ｔ１）、尺骨神経（Ｃ７・８、Ｔ１）

第２章　タイマッサージ・ストレッチ テクニック

071 背臥位 UFO（ピンクレディ）
[広背筋のストレッチ]

【難易度】🍎○○　【危険度】💣○○　【柔軟度】普通

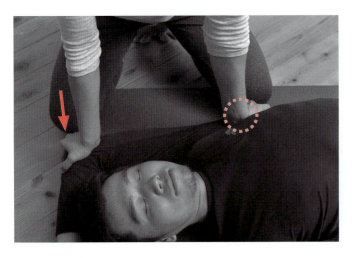

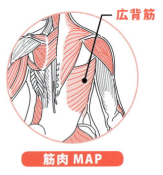
広背筋
筋肉MAP

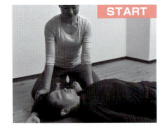
START

●**相手の開始肢位**：背臥位　左上腕を上に伸ばす

●**自分のポジション**：
1) 相手の左肩部の外で爪先立ちで踵の上に腰をおろし、両膝を開いて床につく
2) 左手根を相手の左肩甲下窩にあて、右手で相手の左肘を軽く押さえる

ワンポイント！
肩関節が固い相手の時は無理に左肘を床に近づけず、肩甲骨脇の圧迫を優先！

●**ストレッチ法**：
1) 左手根に体重を乗せる
2) 元に戻す
3) 左手根の位置を肩甲下窩から腋窩までの数か所を移動しながら、同様に圧迫する
4) 元に戻す

効果・効能	肩関節の動きをなめらかにする　（例）かゆい背中に手が届きやすくなる　腋窩部のリンパ液や血液の循環を促進する
作用する骨格・関節／筋肉	【ストレッチ】肩関節／広背筋、大円筋、上腕三頭筋 【圧迫】肩甲下筋、広背筋、大円筋
神経支配（P.44）	胸背神経（Ｃ６・７・８）、下肩甲下神経（Ｃ５・６・７）、橈骨神経（Ｃ６・７・８、Ｔ１）

072 背臥位 トライアングル
[上腕三頭筋のストレッチ]

【難易度】 🍎🍏🍏　【危険度】 💣🔅🔅　【柔軟度】 普通

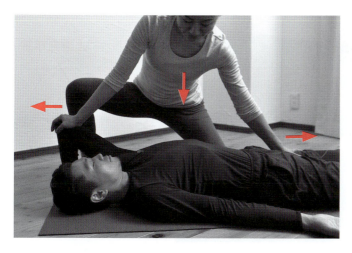

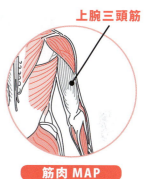

上腕三頭筋

筋肉 MAP

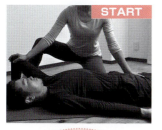

START

● **相手の開始肢位**：背臥位

● **自分のポジション**：
1) 相手の左肘関節を屈曲させ、相手の左手掌を指先を外に向けて床につく
2) 相手の上体の外で片膝立ちになる
3) 右手を相手の左上腕遠位部、左手を左大腿近位部前面に置く

● **ストレッチ法**：
1) 両手根に体重を乗せ、左右に開くように床方向に圧をかける
2) 元に戻す

ワンポイント！
ストレッチ中も、相手の左前腕が床と垂直に立っている位置に、相手の手掌を置きましょう

効果・効能	上肢と体幹の緊張緩和に役立つ　（例）高い棚に手が届きやすくなる
作用する 骨格・関節／筋肉	【ストレッチ】肘関節／上腕三頭筋　脊柱／内・外腹斜筋　肩関節／広背筋　手関節／尺側手根屈筋
神経支配（P.44）	橈骨神経（C6・7・8、T1）、肋間神経、腸骨下腹神経、腸骨鼡径神経（[T5・6]、T7-12、L1）、胸背神経（C6・7・8）、尺骨神経（C7・8、T1）
注意（P.33）	（手部）

第2章 タイマッサージ・ストレッチ テクニック

073 背臥位 腕のダブルトライアングル
[上腕三頭筋のストレッチ]

【難易度】　【危険度】🎆🎆🎆　【柔軟度】普通

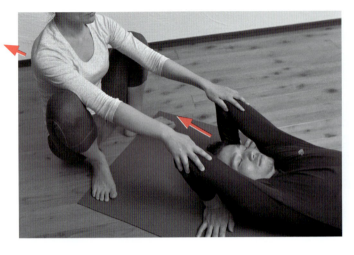

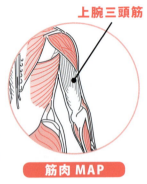

筋肉MAP　上腕三頭筋

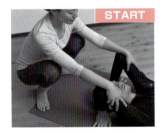
START

●**相手の開始肢位**：背臥位（両腕を上に伸ばす）

●**自分のポジション**：
1）相手の頭上でしゃがむ
2）相手の指先を外に向けて両手掌を側頭部の両側に置く
3）両手掌で相手の上腕遠位部を軽くつかむ

●**ストレッチ法**：
1）腰が床に着くくらい上体を後方に倒し、手掌で上腕遠位部に圧をかける
2）元に戻す

ワンポイント！
相手の肩が床から少し浮くように圧をかけましょう

効果・効能	腋窩部のリンパ液・血液の循環を促進する
作用する骨格・関節／筋肉	【ストレッチ】肘関節／上腕三頭筋　肩関節／広背筋、大円筋、三角筋
神経支配（P.44）	橈骨神経（C6・7・8、T1）、胸背神経（C6・7・8）、下肩甲下神経（C5・6・7）、腋窩神経（C5・6）

074 背臥位 なまけものの挙手
[広背筋のストレッチ]

【難易度】●●○　【危険度】💣○○　【柔軟度】普通

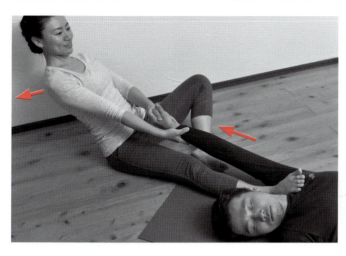
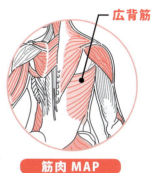

筋肉MAP / 広背筋

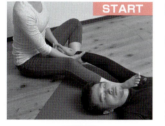
START

●**相手の開始肢位**：背臥位（左腕を上に伸ばす）

●**自分のポジション**：
1) 相手の頭上で長座位になり、左脚を外に開き、左膝関節を屈曲させる
2) 右膝関節を伸展させて、相手の左肩に足底をあてる
3) 相手と左前腕をつかみ合い、右手を添える

ワンポイント！
自分の足が相手の顔に近いので、足と反対側を向いてもらうと失礼になりません

●**ストレッチ法**：
1) 以下の動作を同時に行う
   ①上体を後方に倒しながら、両手で相手の左手を牽引する
   ②右足の外側縁で相手の肩上部を圧迫する
2) 元に戻す

効果・効能	肩部・腋窩部のリンパ液や血液の循環を促進する 肩関節の動きをなめらかにする　（例）高い棚に手が届きやすくなる
作用する 骨格・関節／筋肉	【ストレッチ】肩関節／広背筋、大円筋、三角筋 【圧迫】僧帽筋
神経支配（P.44）	胸背神経（Ｃ６・７・８）、下肩甲下神経（Ｃ５・６・７）、 腋窩神経（Ｃ５・６）
注意（P.33）	（肩部）

第2章　タイマッサージ・ストレッチテクニック

075 背臥位 ばんざい
[広背筋のストレッチ]

【難易度】🍎🍎🍎　【危険度】💣💣💣　【柔軟度】普通

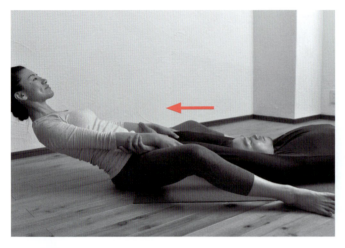

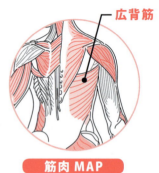

広背筋

筋肉 MAP

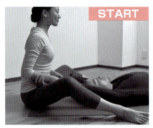

●相手の開始肢位：背臥位（両腕を上に伸ばす）

●自分のポジション：
1）相手の頭上で座り、膝を開く
2）相手と手をつなぎ合う

●ストレッチ法：
1）自分の上体を後ろに倒し、両肘関節を伸展させたまま、相手の両手を自分の方へ引く
2）元に戻す

ワンポイント！
自分の足裏を床に踏ん張って手を引くようにするとしっかりストレッチできます

効果・効能	腋窩部のリンパ液の循環を促進する （例）たるんだ二の腕がすっきりする
作用する 骨格・関節／筋肉	【ストレッチ】肩関節／広背筋、三角筋、上腕三頭筋
神経支配（P.44）	胸背神経（C6・7・8）、腋窩神経（C5・6）、橈骨神経（C6・7・8、T1）
注意（P.33）	（肩部）

076 背臥位 ペアダンス
[菱形筋のストレッチ]

【難易度】🍎🍎🍎　【危険度】💣💣💣　【柔軟度】普通

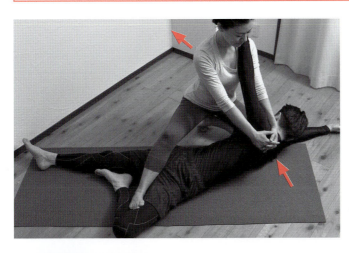

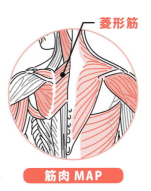

菱形筋

筋肉 MAP

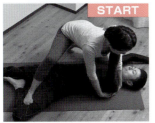

START

● **相手の開始肢位**：背臥位（右腕を上に伸ばす）

● **自分のポジション**：
1) 相手の両脚を開き、左股関節・膝関節を屈曲させて外に開き、相手の左足底を相手の右膝内側にあてる
2) 相手の右腰部の外から、右足で相手の左大腿遠位部後面を押さえる
3) 左肩に相手の左手を乗せる
4) 前かがみになり、両手で相手の左肩部後面をつかむ

● **ストレッチ法**：
1) 肘関節を伸展させたまま上体を起こし、両手で相手の左肩部を持ち上げる
2) 元に戻す

ワンポイント！
相手の肩甲骨を包み込むようにホールドするよう心がけましょう。自分の右足でしっかり踏ん張って！

効果・効能	肩部・背部の不快感の軽減に役立つ
作用する 骨格・関節／筋肉	【ストレッチ】肩甲骨／大・小菱形筋、僧帽筋　股関節／長内転筋 　　　　　　　脊柱／脊柱起立筋
神経支配（P.44）	肩甲背神経（C４・５）、第XI脳神経(副神経)の脊髄部、 頚神経前枝（C２・３・４）、閉鎖神経（L２・３・４）、脊髄神経
注意（P.33）	（腰部）（高齢者）（股関節）

077 背臥位 あっちむいてホイ
[斜角筋のストレッチ]

【難易度】● ○ ○　【危険度】💣 ○ ○　【柔軟性】普通

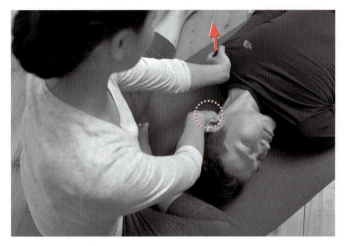

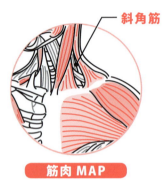

斜角筋

筋肉 MAP

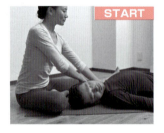

START

●相手の開始肢位：背臥位（顔を右に向ける）

●自分のポジション：
1) 相手の頭上で脚を開いて長座位になり、片脚を外に開き、膝関節を屈曲させる
2) 左手を相手の左肩に、右手を相手の左後頭部にあてる

●ストレッチ法：
1) 以下の動作を同時に行う
   ①左手で相手の肩を斜め下方に圧迫する
   ②右手で相手の左後頭部を固定する
2) 元に戻す

ワンポイント！
ストレッチ時は、相手の顔を動かさないようにしましょう

効果・効能	頚部の緊張緩和に役立つ
作用する骨格・関節／筋肉	【ストレッチ】頚部／斜角筋、僧帽筋
神経支配（P.44）	頚神経前枝（C [3]・4 − 8）、第XI脳神経（副神経）の脊髄部、頚神経前枝（C 2・3・4）

078 背臥位

スイカの収穫
[斜角筋のストレッチ]

【難易度】　【危険度】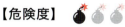　【柔軟度】　普通

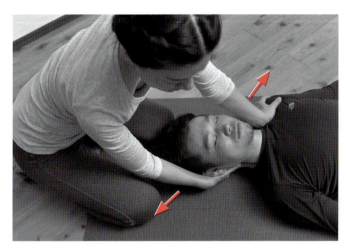

斜角筋

筋肉 MAP

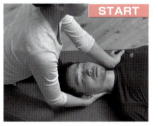
START

●**相手の開始肢位**：背臥位

●**自分のポジション**：
1) 相手の頭上で膝を開いて正座する
2) 右手で相手の後頭を持ち、右肘を床につける
3) 左手を相手の左肩にあてる

●**ストレッチ法**：
1) 次の動作を同時に行う
　①左手で相手の肩を斜め下方に圧迫する
　②右手で相手の肩と後頭と引き離すように後頭を引く
2) 元に戻す

ワンポイント！
相手の首を倒すのではなく、肩から首を引っこ抜くような気持ちで牽引しましょう

効果・効能	頚部の緊張緩和に役立つ
作用する骨格・関節／筋肉	【ストレッチ】頚部／斜角筋、僧帽筋
神経支配（P.44）	頚神経前枝（C［3］・4－8）、第XI脳神経(副神経)の脊髄部、頚神経前枝（C2・3・4）

第2章　タイマッサージ・ストレッチテクニック

079 背臥位

うんうん
[僧帽筋のストレッチ]

| 【難易度】 | ●●● | 【危険度】 | 💣💣💣 | 【柔軟度】 | 普通 |

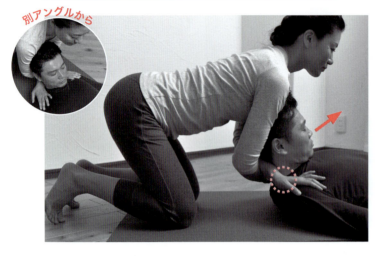

別アングルから

僧帽筋

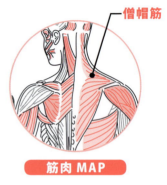

筋肉MAP

START

●**相手の開始肢位**：背臥位

●**自分のポジション**：
1) 相手の頭上で爪先立ちで踵の上に腰をおろし、両膝を開いて床につく
2) 前腕を片方ずつ相手の頭の下に差し入れて交差させ、手掌を相手の肩に乗せる

ワンポイント！
相手の両肩を床方向へ押しながら頭部を起こすのがコツ

●**ストレッチ法**：
1) 両肘関節を伸展させる
2) 腰を上げて重心を前方へ移動し、相手の頭部を起こし、頚部を屈曲させる
3) 元に戻す

効果・効能	頚部・肩部の不快感の軽減に役立つ　（例）うがいがしやすくなる
作用する骨格・関節／筋肉	【ストレッチ】頚部／僧帽筋
神経支配（P.44）	第XI脳神経(副神経)の脊髄部、頚神経前枝（C２・３・４）
注意（P.33）	（頚部）

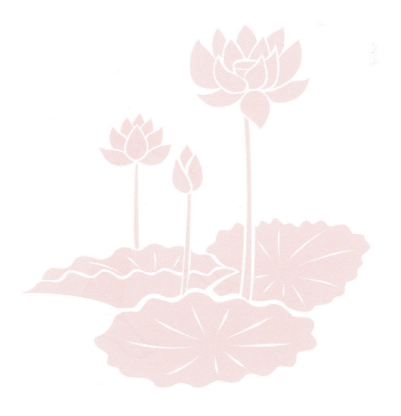

第2章 タイマッサージ・ストレッチ テクニック

2 側臥位のテクニック
Sokugai Technique

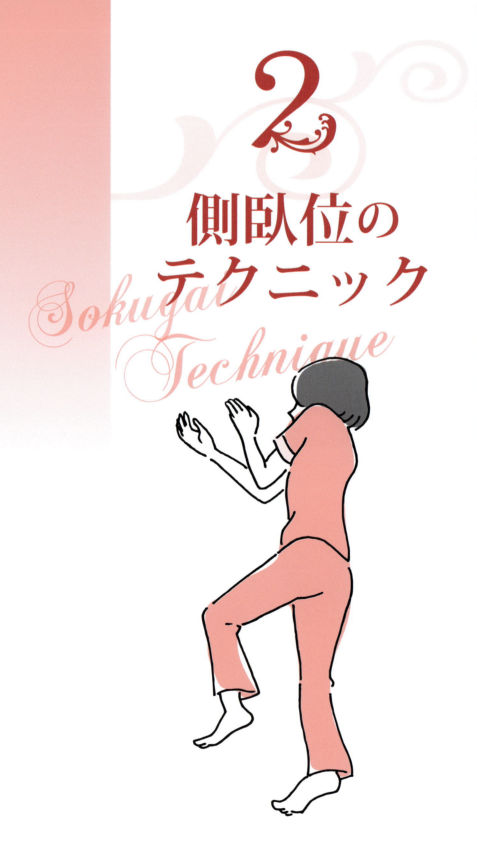

【基本的な側臥位の相手の開始肢位】

1 側臥位（横向き）でのテクニックの特徴

側臥位（そくがい） …… **身体および顔を横に向けて寝た姿勢のこと**

　側臥位の最大の特徴は、左右のどちらか上になった側の半身を、より大きくダイナミックに動かすことができるということです。床面が動きを妨げることが少なく、多方向へのアプローチが可能となります。

　例えば下半身では、股関節を動かそうとする時に、同時に骨盤周辺の腰部にまで効果が及ぶことが多々あります。また、上半身でも肩関節周辺の筋肉へのアプローチは、腰部にまで影響が出ることもあることを、しっかりと把握しながら行うことが大切です。

　しかし、床面というストッパーがないということは、適切なストレッチの可動域を見極めるのが難しいとも言えます。同時に、相手の身体が正しい開始肢位になっている、且つ、ロックやホールドを適切に行っていないと、どこまで稼働させても、作用するはずの筋肉や関節まで効果が届かないということになりかねません。それらをしっかりと見極めながら行うようにしてください。

2 注意点

　不安定になりがちな側臥位では、施術の際にまず相手の体勢を一定に保つことが重要です。行っている手技の軸を見極めることはもちろん、抱き枕を利用するのも良いでしょう。

　上になった側の膝の下にクッションを入れると楽な場合があります。枕の高さを相手に合わせたり、枕は頭蓋が床に対して平行になるように、脊柱に合わせて高さを選択しましょう。

第2章　タイマッサージ・ストレッチ　テクニック

080 側臥位

そば打ち
[薄筋のストレッチ]

【難易度】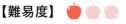　【危険度】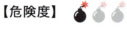　【柔軟度】身体が柔らかい人には効きづらい

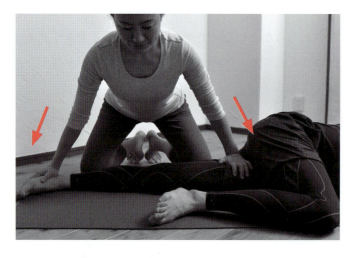

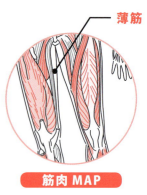
筋肉 MAP　薄筋

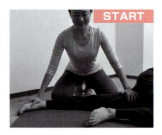
START

ワンポイント！
両腕を少し開くように圧すとしっかり伸ばせます

●**相手の開始肢位**：左側臥位
　（右股関節・膝関節ともに 90 度の屈曲位）

●**自分のポジション**：
1）相手の左脚に向かって、爪先立ちで踵の上に腰をおろし、膝を開いて床につく
2）左手掌を相手の左大腿近位部内側に置き、指先を外に向け、右手根を左踵内側に置く

●**ストレッチ法**：
1）左右に開いた両手掌に体重を乗せ、床方向に圧をかける
2）元に戻す

効果・効能	下肢の疲労回復に役立つ
作用する骨格・関節／筋肉	【ストレッチ】膝関節／薄筋、大内転筋、腓腹筋 【圧迫】薄筋、大内転筋
神経支配（P.44）	閉鎖神経（L2・3・4）、坐骨神経（L4・5、S1）、脛骨神経（S1・2）

081 側臥位

カルタ取り
[腓腹筋のストレッチ]

【難易度】　【危険度】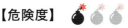　【柔軟度】　普通

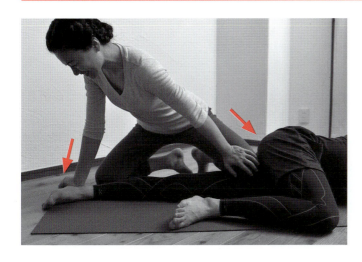

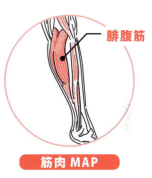

腓腹筋

筋肉 MAP

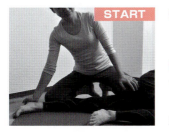

START

●**相手の開始肢位**：左側臥位
　（右股関節・膝関節ともに90度の屈曲位）

●**自分のポジション**：
1) 相手の左脚に向かって爪立ちで踵の上に腰をおろし、膝を開いて床につく
2) 右膝に体重をかけたまま、左膝は相手の左大腿近位部内側に軽く乗せる
3) 右手の指先を外に向けて、右手根を相手の左踵内側に置く

●**ストレッチ法**：
1) 左膝にゆっくり体重を乗せていきながら、右手根にも体重を乗せていく
2) 顔を右に向けながら、さらに右手根に体重をかける
3) 元にもどす

ワンポイント！
なるべく自分の左膝の平らな面が相手の左大腿の中心にあたるようにすると安定します

効果・効能	下肢の血液循環の促進を促す 下肢の疲労回復に役立つ
作用する 骨格・関節／筋肉	【ストレッチ】膝関節／腓腹筋、薄筋、大内転筋 【圧迫】薄筋、大内転筋
神経支配（P.44）	脛骨神経（S1・2）、閉鎖神経（L2・3・4）、 坐骨神経（L4・5、S1）

第2章　タイマッサージ・ストレッチテクニック

082 側臥位
麺棒
[長腓骨筋のストレッチ]

【難易度】🍎🍎🍎　【危険度】💣💣💣　【柔軟度】身体が柔らかい人には効きづらい

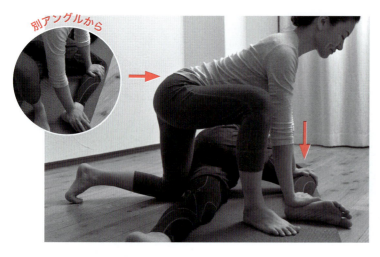

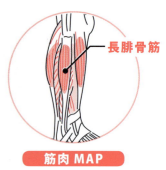

筋肉MAP ／ 長腓骨筋

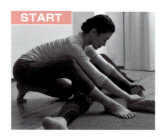
START

●**相手の開始肢位**：左側臥位
（右股関節・膝関節ともに90度の屈曲位）

●**自分のポジション**：
1) 相手の左脚をまたぎ、左足は爪先立ちで踵の上に腰をおろす
2) 両手の指先を外に向け、左手掌は相手の右下腿近位部外側、右手掌は相手の右足背外側に置く

ワンポイント！
自分の肩の真下に相手の右下腿が平行にある位置で圧迫しましょう

●**ストレッチ法**：
1) 腰をあげて両手掌に体重を乗せ、左右に開くように床方向に圧をかける
2) 元に戻す

効果・効能	下腿部の疲労回復に役立つ
作用する骨格・関節／筋肉	【ストレッチ】足関節／長腓骨筋
神経支配（P.44）	浅腓骨神経（L4・5、S1）

083 側臥位 もも伸ばし
[大腿筋膜張筋のストレッチ]

【難易度】 　【危険度】 　【柔軟度】身体が柔らかい人には効きづらい

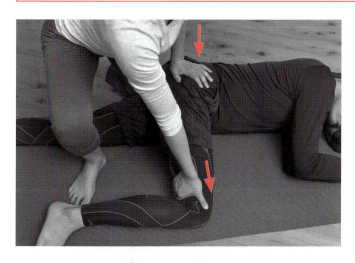

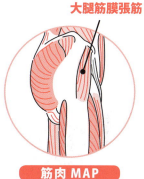

大腿筋膜張筋

筋肉MAP

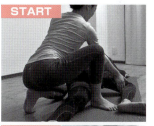
START

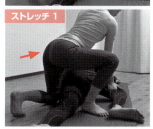
ストレッチ1

●**相手の開始肢位**：左側臥位
　（右股関節・膝関節ともに90度の屈曲位）

●**自分のポジション**：
1) 相手の左脚をまたぎ、相手の頭方を向いて片膝立ちになる
2) 左手掌を相手の右殿部外側（大転子）に、右手掌を逆手にして相手の右大腿遠位部外側に置く

●**ストレッチ法**：
1) 両手根に体重を乗せ、左右に開くように床方向に圧をかける
2) 元に戻す

> **ワンポイント！**
> 相手の骨盤が、床に対して垂直な方向で圧迫するよう心がけましょう

効果・効能	大腿部の緊張緩和に役立つ　（例）自転車をこいだ後に効果的
作用する骨格・関節／筋肉	【ストレッチ】股関節／大腿筋膜張筋
神経支配（P.44）	上殿神経（L4・5、S1）

第2章　タイマッサージ・ストレッチ テクニック

084 側臥位 横向きのくるみ割り
[前脛骨筋のストレッチ]

【難易度】● ○ ○ 　【危険度】💣 ○ ○ 　【柔軟度】普通

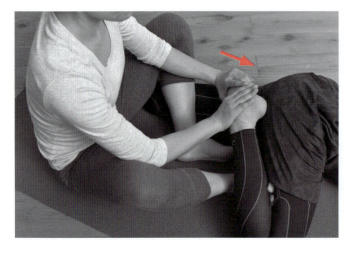

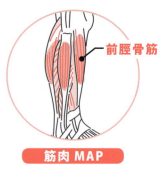

前脛骨筋

筋肉 MAP

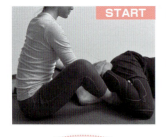

START

● **相手の開始肢位**：左側臥位
　（右股関節・膝関節ともに90度の屈曲位）

● **自分のポジション**：
1) 相手の両脚の間に座り、右足底を相手の右大腿遠位部後面にあて右膝関節を軽く屈曲させる
2) 右足を浅く挟むように相手の右膝関節を深く屈曲させる
3) 左膝関節を屈曲させ外へ倒し、相手の左下腿の上に軽く乗せて動かないように支える
4) 両手掌を相手の右足背にあてる

● **ストレッチ法**：
1) 両肘関節を伸展させ、相手の右足背を頭方に向かって圧す
2) 元に戻す

ワンポイント！
自分の右足を深く挟むと、痛すぎることがあるので注意！

効果・効能	下腿部の疲労回復に役立つ 膝関節の動きをなめらかにする　例）膝屈伸が楽になる
作用する 骨格・関節／筋肉	【ストレッチ】足関節／前脛骨筋、長趾伸筋、長母趾伸筋 【圧迫】膝窩筋、腓腹筋
神経支配（P.44）	深腓骨神経（Ｌ4・5、Ｓ1）、腓骨神経（Ｌ4・5、Ｓ1）

085 側臥位

コンパス
[大腿二頭筋のストレッチ]

【難易度】 【危険度】 【柔軟度】身体が硬い人にはやりづらい

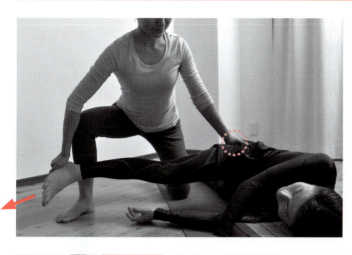

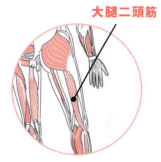

大腿二頭筋

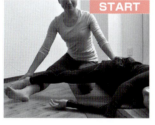

START

●**相手の開始肢位**：左側臥位
（右股関節・膝関節ともに90度の屈曲位）

●**自分のポジション**：
1）相手の右踵を持ち、爪先立ちで、踵の上に腰をおろし、左膝を床につき、右膝は伸展させる
2）右下腿遠位部に相手の右下腿遠位部をのせる
3）相手の両脚の間で、左下腿を相手の左大腿に沿わせて、動かないように支える
4）右手で相手の右踵を持ち、左手掌を相手の右殿部外側（大転子）に置く

●**ストレッチ法**：
1）以下の動作を同時に行う
　①左手で相手の右殿部が動かないように固定する
　②身体を右前方に移動させながら、右下腿遠位部で相手の右下腿遠位部を押し出す
　③右手で相手の右踵を頭方へ押す　2）元にもどす

ワンポイント！
相手の骨盤は床から垂直をキープ！右大腿に乗せる方法もあります

効果・効能	下肢の疲労回復に役立つ　（例）歩くときに脚が軽くなる
作用する骨格・関節／筋肉	【ストレッチ】膝関節／大腿二頭筋、腓腹筋　　股関節／大殿筋
神経支配（P.44）	坐骨神経（脛骨枝L5、S1・2・3）（腓骨枝L5、S1・2）、脛骨神経（S1・2）、下殿神経（L5、S1・2）

086 側臥位 脚抜き
[腰方形筋のストレッチ]

【難易度】 🍎🍎◯ | 【危険度】 💣◯◯ | 【柔軟度】 普通

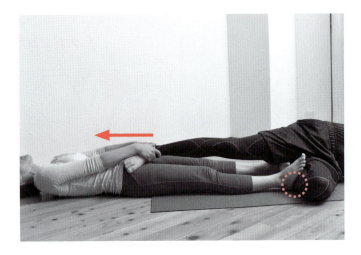

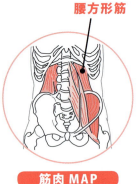

腰方形筋

筋肉 MAP

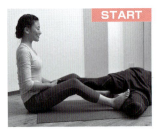

START

●相手の開始肢位：左側臥位
（左股関節・膝関節を屈曲させる）

●自分のポジション：
1) 相手の足元で、両手で相手の右足首を包むように持ち座る
2) 相手の左膝関節を更に屈曲させて、右足底は相手の左下腿前面にあて、左足底は相手の左足背にあてる

●ストレッチ法：
1) 以下の動作を同時に行う
　①両膝関節を伸展させ、相手の左下腿前面と左足背を踏み込む
　②上体を後方に倒しながら、相手の右脚を牽引する
2) 元に戻す

ワンポイント！
股関節から脚を牽引するというより、骨盤を手前に引くというイメージの方が安定します

効果・効能	腰部の不快感の軽減に役立つ
作用する 骨格・関節／筋肉	【ストレッチ】骨盤／腰方形筋
神経支配（P.44）	腰神経叢（Ｔ１２、Ｌ１・２・３）

087 側臥位

腰部でアチチュード
[腹直筋のストレッチ]

【難易度】🍎🍎🍎　【危険度】💣💣💣　【柔軟性】身体が硬い人にはやりづらい

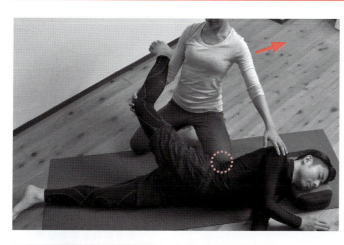

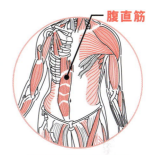

筋肉MAP

ワンポイント！
支点にした膝が脊柱にあたらないように注意

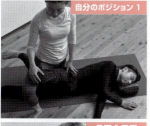
自分のポジション1

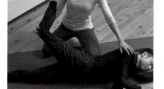
START

●**相手の開始肢位**：左側臥位
（右股関節・膝関節ともに90度の屈曲位）

●**自分のポジション**：
1) 相手の腰部後方で片膝立ちになり、右大腿に相手の右下腿を乗せる
2) 相手の右膝を右手で下から包むように持って、右足を相手の腰部後方に移動する
3) 爪先立ちで踵に腰をおろし、右膝を床についてから、左膝を相手の右腰部にあてる

●**ストレッチ法**：
1) 上体を後方に倒し、左膝をあてた相手の腰部を支点にして、相手の右脚を更に後方に反らせる
2) 元に戻す

効果・効能	腹部の緊張緩和に役立つ
作用する 骨格・関節／筋肉	【ストレッチ】脊柱／腹直筋、内腹斜筋　股関節／大腰筋、腸骨筋、大腿直筋
神経支配（P.44）	肋間神経、腸骨下腹神経、腸骨鼡径神経（[T5・6]、T7−12、L1） 腰神経叢（L1・2・3・4）、大腿神経（L[1]・2・3・4）
注意（P.33）	（腰部）

088 側臥位 殿部でアチチュード
[大腿直筋のストレッチ]

【難易度】 🍎🍎🍎　【危険度】 💣💣💣　【柔軟度】 普通

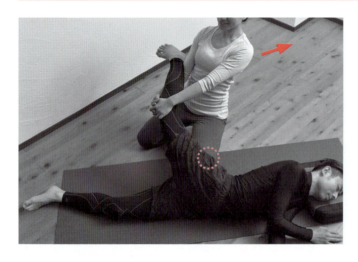

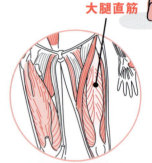

大腿直筋

筋肉 MAP

ワンポイント！
支点になる膝の位置がずれないように行いましょう

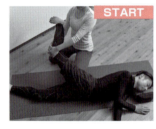
START

●**相手の開始肢位**：左側臥位
　右股関節・膝関節ともに90度の屈曲位

●**自分のポジション**：
1) 相手の腰部後方で踵の上に腰をおろし、両膝を開いて床につく
2) 相手の右膝を手前にずらし、相手の右脚の下から右手を差し入れ、右手掌で相手の右膝を持ち上げる
3) 左膝を相手の殿溝にあてる
4) 両手で相手の右膝を支え、右上腕で相手の右下腿を支える

●**ストレッチ法**：
1) 上体を後方に倒し、膝をあてた相手の殿溝を支点にして、相手の右脚を更に後方に反らせる
2) 元に戻す

効果・効能	股関節の調整に役立つ　（例）ヒップが上がる
作用する骨格・関節／筋肉	【ストレッチ】股関節／大腿直筋、大腰筋、腸骨筋
神経支配（P.44）	大腿神経（L2・3・4）、腰神経叢（L1・2・3・4）

089 側臥位

腕抜き
[三角筋のストレッチ]

【難易度】　　【危険度】●●●　　【柔軟度】普通

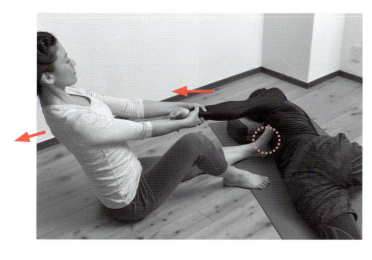

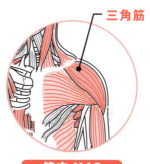
筋肉MAP（三角筋）

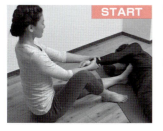
START

●**相手の開始肢位**：左側臥位
　　右股関節・膝関節ともに90度の屈曲位

●**自分のポジション**：
1) 相手の背部後方で相手の方を向いて座る
2) 左足先を相手の右肩甲骨と胸椎の間にあてる
3) 相手の右腕を持ち後方へ移動し、相手の右手首を両手で持つ

ワンポイント！
相手の上体が動かないように足先でしっかりロックしましょう

●**ストレッチ法**：
1) 相手の背部が動かないよう左足先で固定し、上体を後方へ倒しながら両手で相手の右腕を引き寄せる
2) 元に戻す

効果・効能	肩関節の動きをなめらかにする （例）テニスのフォアハンドがひきやすくなる（構えやすくなる）
作用する 骨格・関節／筋肉	【ストレッチ】肩関節／三角筋、大胸筋 【圧迫】大小菱形筋、僧帽筋
神経支配（P.44）	腋窩神経（C5・6）、外側・内側胸筋神経（C5・6・7・8、T1）

090 側臥位 キューピッド
[大腰筋のストレッチ]

【難易度】 　【危険度】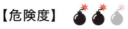 　【柔軟度】　普通

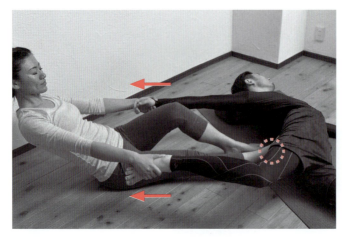

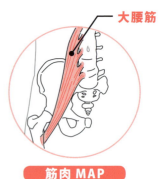

大腰筋

筋肉MAP

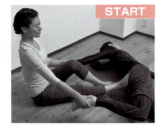

START

●**相手の開始肢位**：左側臥位
　　（右股関節・膝関節ともに90度の屈曲位）

●**自分のポジション**：
1) 相手の背部後方から左手で相手の右手首を、右手で相手の
　 右足背を持ち、それぞれ後方へ引き寄せる
2) 長坐位になり、右足底を相手の仙骨部にあてる

ワンポイント！
相手の腰部が反り過ぎないように注意！

●**ストレッチ法**：
1) 以下の動作を同時に行う
　　①右膝関節を伸展させて相手の腰部が動かないように固定する
　　②上体を後方へ倒し、相手の右腕と右脚を引き寄せる
2) 元に戻す

効果・効能	全身の疲労回復に役立つ
作用する 骨格・関節／筋肉	【ストレッチ】股関節／大腰筋、大腿直筋 　　　　　　　肩関節／大胸筋、三角筋　脊柱／腹直筋、内・外腹斜筋
神経支配（P.44）	腰神経叢（L1・2・3・4）、大腿神経（L2・3・4）、 外側・内側胸筋神経（C5・6・7・8、T1）、腋窩神経（C5・6）、 肋間神経、腸骨下腹神経、腸骨鼠径神経（[T5・6]、T7-12、L1）
注意（P.33）	（腰部）（高齢者）

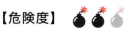

091 側臥位 アラベスク
[三角筋のストレッチ]

【難易度】🍎🍎○ 　【危険度】💣💣○ 　【柔軟度】普通

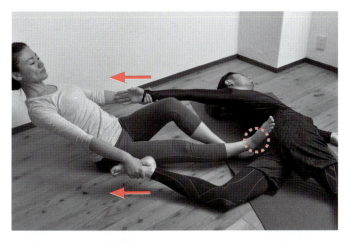

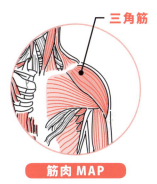

筋肉MAP（三角筋）

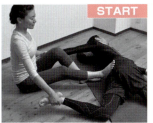
START

●**相手の開始肢位：** 左側臥位
（右股関節・膝関節ともに90度の屈曲位）

●**自分のポジション：**
1) 相手の背部後方から左手で相手の右手首を、右手で相手の左足背を持ち、それぞれ後方へ引き寄せる
2) 長坐位になり、右足底を相手の仙骨部にあてる

ワンポイント！
腕と脚を引く力が同じくらいになるように引きましょう

●**ストレッチ法：**
1) 以下の動きを同時に行う
　①右膝を伸展させて相手の腰部が動かないように固定する
　②上体を後方へ倒し、相手の右腕と左脚を引き寄せる
2) 元に戻す

効果・効能	全身の疲労回復に役立つ
作用する骨格・関節／筋肉	【ストレッチ】肩関節／三角筋、大胸筋　股関節／大腰筋　脊柱／腹直筋、内・外腹斜筋
神経支配（P.44）	腋窩神経（C5・6）、外側・内側胸筋神経（C5・6・7・8、T1）、腰神経叢（L1・2・3・4）、肋間神経、腸骨下腹神経、腸骨鼡径神経（[T5・6]、T7-12、L1）
注意（P.33）	（腰部）（高齢者）

第2章　タイマッサージ・ストレッチテクニック

153

092 側臥位 横向きの縄跳び
[腹直筋のストレッチ]

【難易度】●●● | 【危険度】💣💣💣 | 【柔軟度】普通

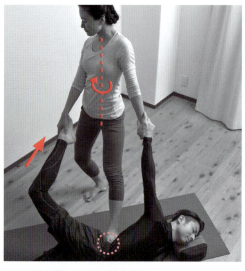

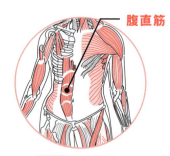

腹直筋

筋肉MAP

ワンポイント！
左足に体重をのせない！
脊柱を圧さないよう
注意！

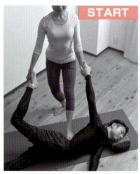
START

●**相手の開始肢位**：左側臥位

●**自分のポジション**：
1）相手の背部後方に立つ
2）右手で相手の右足背を、左手で相手の右手首を持ち、左足底を相手の右腰部に軽くあてる

●**ストレッチ法**：
1）右脚を軸に、身体を右に捻り、相手の右脚を引き寄せる
2）元に戻る

効果・効能	運動後のクールダウンに役立つ （例）ゴルフの後の筋肉痛予防に役立つ
作用する骨格・関節／筋肉	【ストレッチ】脊柱／腹直筋　股関節／大腿直筋、大腰筋 肩関節／三角筋、大胸筋
神経支配（P.44）	肋間神経（T5・6、T7−12）、大腿神経（L2・3・4）、腋窩神経（C5・6）外側・内側胸筋神経（C5・6・7・8、T1）
注意（P.33）	（腰部）（高齢者）
類似	両手で足を持つやり方もある

093 側臥位
三段跳び
[長内転筋のストレッチ]

| 【難易度】 | 🍎🍎🍎 | 【危険度】 | 💣💣💣 | 【柔軟度】 | 普通 |

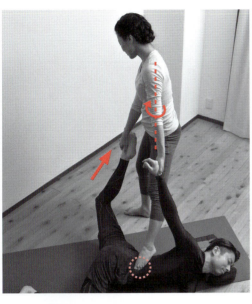

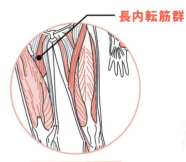

筋肉 MAP — 長内転筋群

ワンポイント！
手足の両方を持ちきれない場合は、足だけを両手で持つ方法もあります

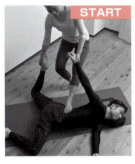
START

● **相手の開始肢位**：左側臥位
（右股関節・膝関節ともに90度の屈曲位）

● **自分のポジション**：
1) 相手の背部後方に立つ
2) 右手で相手の左足背を、左手で相手の右手首を持ち、左足底を相手の右腰部に軽くあてる

● **ストレッチ法**：
1) 右脚を軸に、身体を右に捻り、相手の左脚を引き上げる
2) 元に戻る

効果・効能	運動後のクールダウンに役立つ （例）ゴルフで疲労した腰部をすっきりさせる
作用する骨格・関節／筋肉	【ストレッチ】股関節／長内転筋、恥骨筋、大腰筋　肩関節／三角筋　脊柱／腹直筋
神経支配（P.44）	閉鎖神経（L2・3・4）、大腿神経（L2・3・4）、腰神経叢（L1・2・3・4）、腋窩神経（C5・6）、肋間神経（T5・6、T7−12）

第2章　タイマッサージ・ストレッチ テクニック

094 側臥位 瓦割り
[腹斜筋のストレッチ]

【難易度】● ○ ○ 　【危険度】💣 ○ ○ 　【柔軟度】身体が柔らかい人には効きづらい

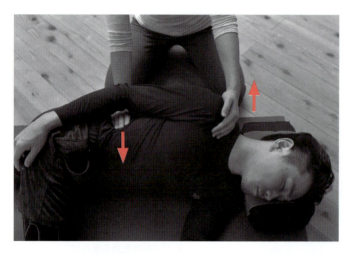

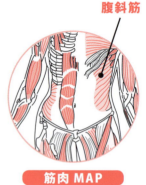

筋肉 MAP

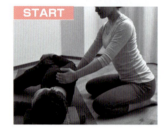
START

ワンポイント！
相手の脊柱の軸がぶれないように捻りましょう

● **相手の開始肢位**：左側臥位
（右股関節・膝関節ともに 90 度の屈曲位）

● **自分のポジション**：
1) 相手の背部後方で爪先立ちで踵に腰を下ろし、やや膝を開いて床につく（相手が小柄な場合は正座でもよい）
2) 相手の右腕を体側に沿わせて乗せる
3) 左手掌を相手の右肩関節前面にあてる
4) 右手掌で相手の右腰部を支える

● **ストレッチ法**：
1) 以下の動作を同時に行う
　①右手掌で相手の右腰部を前方に押し出すように圧をかける
　②左手で、相手の右肩を引き寄せる
2) 元に戻す

効果・効能	腰部の緊張緩和に役立つ　例）丸くなった腰を起こしやすくなる
作用する骨格・関節／筋肉	脊柱／内・外腹斜筋　骨盤／腹直筋
神経支配（P.44）	肋間神経、腸骨下腹神経、腸骨鼡径神経（［T 5・6］、T 7－1 2、L 1）

095 側臥位 アームロック（プロレス）
[腹斜筋のストレッチ]

【難易度】　　【危険度】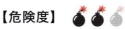　　【柔軟度】普通

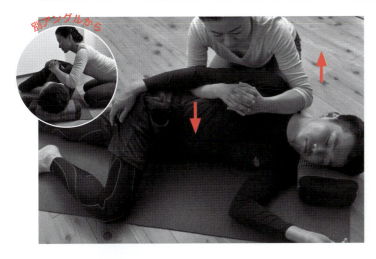

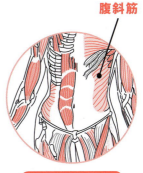

筋肉MAP

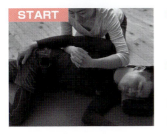

ワンポイント！
腰部にあてた右前腕近位部が脊柱と浮遊肋骨にあたらないように注意！

●**相手の開始肢位**：左側臥位
　（右股関節・膝関節ともに90度の屈曲位）

●**自分のポジション**：
1) 相手の背部後方で正座をして膝を開く
2) 相手の右腕を体側に沿わせて乗せる
3) 右前腕近位部を、相手の右腕の下を通し相手のウエストに置く
4) 相手の上腕の前で、両手を組む

●**ストレッチ法**：
1) 左腕で相手の右肩の位置が動かないように固定しながら、右前腕近位部で相手の腰を前方に押し出すように圧をかける
2) 元に戻す

効果・効能	腰部の不快感の軽減に役立つ　（例）猫背の予防に役立つ
作用する骨格・関節／筋肉	【ストレッチ】脊柱／内・外腹斜筋　骨盤／腹直筋 【圧迫】腰方形筋
神経支配（P.44）	肋間神経、腸骨下腹神経、腸骨鼡径神経（［T5・6］、T7-12、L1）

096 側臥位 うどん打ち
[腕の側面の筋群のストレッチ]

【難易度】🍎○○　【危険度】💣○○　【柔軟度】身体が柔らかい人には効きづらい

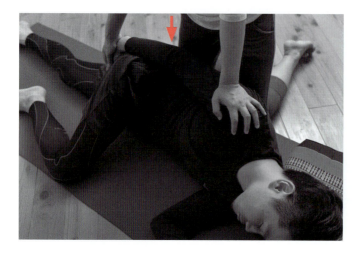

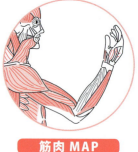
【腕の筋群】
筋肉MAP

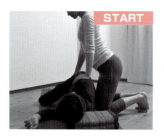
START

●**相手の開始肢位**：左側臥位
　（右股関節・膝関節ともに90度の屈曲位）

●**自分のポジション**：
1）相手の背部後方で両膝立ちする
2）相手の右腕を相手の体側に沿わせて乗せる
3）左手掌を相手の上腕近位部に、
　　右手掌を相手の右手背にあてる

ワンポイント！
腕の力を使わず、真下に体重が乗るように

●**ストレッチ法**：
1）左右に開いた両手掌に体重を乗せ、床方向に圧をかける
2）元に戻す

効果・効能	上肢の緊張緩和に役立つ
作用する骨格・関節／筋肉	【ストレッチ】肘関節／腕橈骨筋、長・短橈側手根伸筋、尺側手根伸筋
神経支配（P.44）	橈骨神経（C5・6・7・8）

097 側臥位 孫悟空と如意棒
[広背筋のストレッチ]

【難易度】　【危険度】　【柔軟度】　普通

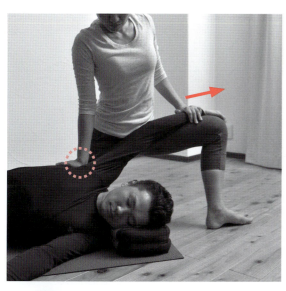

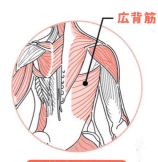

筋肉MAP　広背筋

ワンポイント！
右手で肩甲骨が動かないように固定するとしっかり伸びます

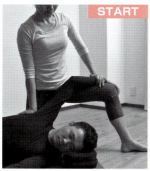
START

● **相手の開始肢位：** 左側臥位
（右股関節・膝関節ともに90度の屈曲位）

● **自分のポジション：**
1) 相手の肩部後方で片膝立になる
2) 左手で相手の右手首を持ち、右手掌を相手の右腋窩に置く
3) 左手で相手の右腕を少し牽引しながら相手の前方を通って頭上へと移動させ、左大腿に乗せる
4) 相手の右手掌を床に向け、左手を相手の右前腕遠位部に軽く添え、右手掌で相手の上体が動かないように固定する

● **ストレッチ法：**
1) 左脚に重心を移動して、相手の右腕を頭方に牽引する
2) 元にもどる

効果・効能	肩部・背部の緊張緩和に役立つ　（例）肩がスムーズにまわる
作用する骨格・関節／筋肉	【ストレッチ】肩関節／広背筋、三角筋、小円筋
神経支配（P.44）	胸背神経（C6・7・8）、腋窩神経（C5・6）

第2章　タイマッサージ・ストレッチ テクニック

098 側臥位

早く起きて！
[広背筋のストレッチ]

【難易度】 　【危険度】 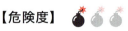　【柔軟度】 普通

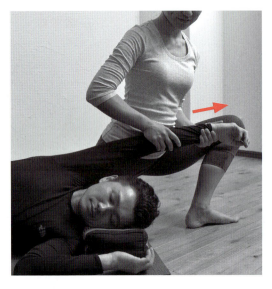

広背筋

筋肉 MAP

ワンポイント！
相手の腕をつかむ力は両手が半々になるように気をつけましょう

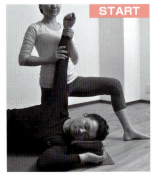 START

●**相手の開始肢位：**左側臥位
（右股関節・膝関節ともに９０度の屈曲位）

●**自分のポジション：**
1）相手の肩部後方で片膝立ちになる
2）相手の右腕を天井方向へあげ、右手で相手の右上腕遠位部を、左手で相手の右前腕遠位部を下から持つ

●**ストレッチ法：**
1）重心を左脚に移動させながら、相手の右腕を相手の頭方に牽引する
2）元に戻す

効果・効能	腋窩部のリンパ液の循環を促進する
作用する骨格・関節／筋肉	【ストレッチ】肩関節／広背筋、大円筋
神経支配（P.44）	胸背神経（Ｃ６・７・８）、下肩甲下神経（Ｃ５・６・７）
注意（P.33）	（肩部）拳上180度はNG

099 側臥位

スキップ
[三角筋のストレッチ]

【難易度】　【危険度】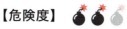　【柔軟度】　普通

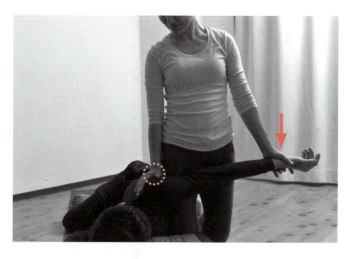

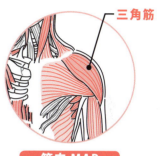
三角筋
筋肉MAP

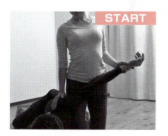
START

●**相手の開始肢位**：左側臥位
（右股関節・膝関節ともに90度の屈曲位）

●**自分のポジション**：
1) 相手の背部後方で両膝立ちし、右大腿外側で相手の背面を支える
2) 左手で相手の右手首を持ち、相手の右腕を外に開く
3) 右手掌を相手の右胸上部に置く

●**ストレッチ法**：
1) 左手で相手の右手首を床方向に圧迫する
2) 元に戻す

ワンポイント！
柔軟性の高い相手の場合、相手の右肩甲骨が床方向へ下がらないように右大腿外側で支えると安定します

効果・効能	肩部の疲労回復に役立つ　（例）デスクワークの肩の疲れなどに効果的
作用する骨格・関節／筋肉	【ストレッチ】肩関節／三角筋、大胸筋
神経支配（P.44）	腋窩神経（C5・6）、外側・内側胸筋神経（C5・6・7・8、T1）

第2章　タイマッサージ・ストレッチ テクニック

100 側臥位 引っぱるスキップ
[上腕二頭筋のストレッチ]

【難易度】 　【危険度】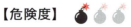 　【柔軟度】 普通

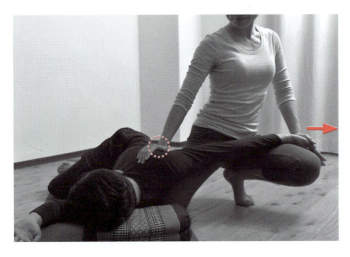

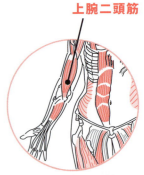

筋肉MAP / 上腕二頭筋

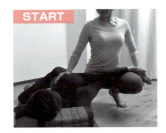
START

●**相手の開始肢位**：左側臥位
　（右股関節・膝関節ともに90度の屈曲位）

●**自分のポジション**：
1) 相手の背部後方で踵の上に腰をおろし、右膝を床につく
2) 左大腿部に相手の右手を掌を上にして置き、左手掌を相手の右手掌に重ね、右手掌を相手の右胸上部に置く

●**ストレッチ法**：
1) 右手掌で相手の右胸が動かない様に固定し、重心を左脚に移動させて、相手の右手掌を伸展させながら、相手の右腕を指先方向へ牽引する
2) 元にもどす

ワンポイント！
相手の右手首を、大腿部に引っかけるように固定するとうまくいきます。肩関節を圧さないこと

効果・効能	手部の疲労回復に役立つ　（例）パソコン作業の疲れに効果的
作用する骨格・関節／筋肉	【ストレッチ】肩関節／上腕二頭筋、手関節／浅指屈筋、深指屈筋、長掌筋
神経支配（P.44）	筋皮神経（C5・6）、正中神経（C[6]・7・8、T1）、尺骨神経（C7・8、T1）

101 側臥位 セクシーポーズ
[広背筋のストレッチ]

【難易度】　【危険度】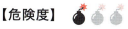　【柔軟度】普通

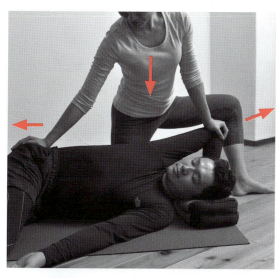

広背筋

筋肉MAP

ワンポイント！
体重を乗せた時、相手の前腕は床から垂直をキープ

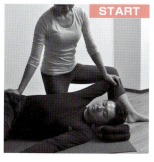
START

- **●相手の開始肢位：** 左側臥位
  （右股関節・膝関節ともに90度の屈曲位）

- **●自分のポジション：**
  1) 相手の右肘関節を屈曲させ、相手の右手掌を指先を外に向けて枕につく
  2) 相手の背部後方で片膝立ちになる
  3) 右手は相手の右殿部外側に置き、左手は相手の右上腕遠位部に置く

- **●ストレッチ法：**
  1) 両手掌に体重を乗せ、左右に開くように床方向に圧迫する
  2) 元に戻す

効果・効能	肩関節の柔軟性向上に役立つ 背部の緊張緩和に役立つ　（例）バレーボールのアタックの腕の振りがスムーズになる
作用する 骨格・関節／筋肉	【ストレッチ】肩関節／広背筋、大円筋　脊柱／腰方形筋、腹横筋 　　　　　　　肘関節／上腕三頭筋
神経支配（P.44）	胸背神経（C6・7・8）、下肩甲下神経（C5・6・7）、 腰神経叢（T12、L1・2・3）、肋間神経、腸骨下腹神経、腸骨 鼠径神経（T7-12、L1）、橈骨神経（C6・7・8、T1）

第2章　タイマッサージ・ストレッチ テクニック

102 側臥位 投球
[広背筋のストレッチ]

【難易度】　【危険度】　【柔軟度】身体が柔らかい人には効きづらい

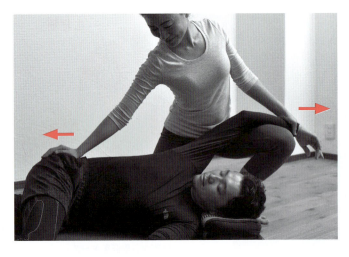

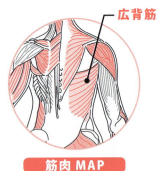

筋肉MAP　広背筋

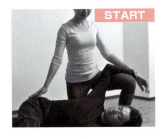

START

●**相手の開始肢位**：左側臥位
　（右股関節・膝関節ともに９０度の屈曲位）

●**自分のポジション**：
1) 相手の肩部後方で片膝立になる
2) 左大腿の上に相手の右腕を置き、相手の右肘関節を屈曲させる
3) 右手を相手の右殿部外側に、左手を相手の右前腕遠位部に置く

ワンポイント!
相手の肘を大腿部へ引っ掛けるように固定するとうまくいきます

●**ストレッチ法**：
1) 以下の動作を同時に行う
　①右手で相手の殿部を尾方へ圧す
　②重心を左脚に移動しながら相手の左腕を頭方へ伸ばす
2) 元に戻す

効果・効能	背部の緊張緩和に役立つ
作用する骨格・関節／筋肉	【ストレッチ】肩関節／広背筋、大円筋　脊柱／腰方形筋、腹横筋
神経支配（P.44）	胸背神経（Ｃ６・７・８）、下肩甲下神経（Ｃ５・６・７）、腰神経叢（Ｔ１２、Ｌ１・２・３）、肋間神経、腸骨下腹神経、腸骨鼡径神経（Ｔ７−１２、Ｌ１）

103 側臥位 後ろ手のなで肩
[僧帽筋のストレッチ]

【難易度】 🍎🍎🍎　【危険度】 💣💣💣　【柔軟度】 普通

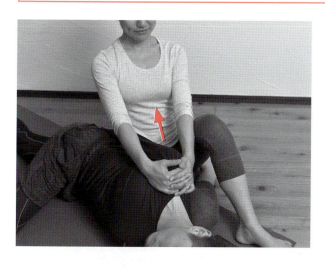

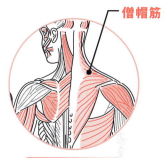
筋肉MAP — 僧帽筋

ワンポイント！
相手の肩にぶら下がるような気持ちで上体を後方へ倒して

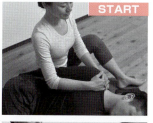
START

●**相手の開始肢位**：左側臥位
（右股関節・膝関節ともに90度の屈曲位）

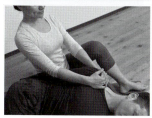

●**自分のポジション**：
1) 相手の背部後方で頭方を向いて座り、右大腿で相手の上体を安定させる
2) 相手の右前腕を背面に回す
3) 両手を組み、両手掌で相手の右肩を包み込むように持つ

●**ストレッチ法**：
1) 上体を後方へ倒し、肘を伸展させながら相手の右肩を引き寄せる
2) 元に戻す

効果・効能	頚部・肩部の不快感の軽減に役立つ
作用する骨格・関節／筋肉	【ストレッチ】肩甲骨／僧帽筋、肩甲挙筋　肩関節／三角筋
神経支配（P.44）	第XI脳神経(副神経)の脊髄部、頚神経前枝（C2・3・4）、頚髄神経（C3・4）、肩甲背神経（C4・5）、腋窩神経（C5・6）

第2章 タイマッサージ・ストレッチテクニック

104 側臥位 前手のなで肩
[僧帽筋のストレッチ]

【難易度】● ○ ○ 　【危険度】● ○ ○ 　【柔軟度】普通

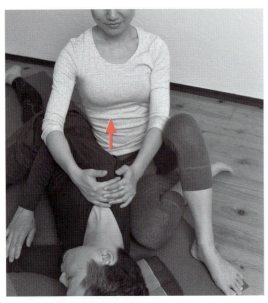

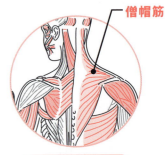

筋肉 MAP — 僧帽筋

ワンポイント！
相手の肩にぶら下がるような気持ちで上体を後方へ倒して

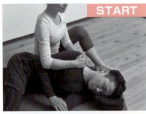
START

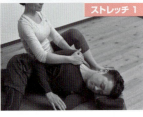
ストレッチ1

●**相手の開始肢位**：左側臥位
（右股関節・膝関節ともに90度の屈曲位）

●**自分のポジション**：
1) 相手の背部後方で頭方を向いて座り、右大腿で相手の上体を安定させる
2) 両手を組み、相手の右肩を包み込むように持つ

●**ストレッチ法**：
1) 上体を後方へ倒し、肘を伸展させながら、相手の右肩を引き寄せる
2) 元に戻す

効果・効能	頚部・肩部の不快感の軽減に役立つ
作用する骨格・関節／筋肉	【ストレッチ】肩甲骨／僧帽筋、大・小菱形筋、肩甲挙筋
神経支配（P.44）	第XI脳神経(副神経)の脊髄部、頚神経前枝（C2・3・4）、頚髄神経（C3・4）、肩甲背神経（C4・5）

105 側臥位 ロボットアーム
[三角筋のストレッチ]

【難易度】　【危険度】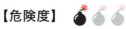　【柔軟度】普通

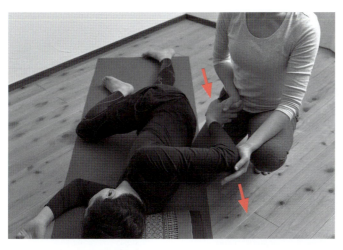

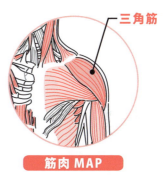
三角筋
筋肉 MAP

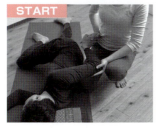
START

ワンポイント！
強さのつかみにくい手技なので、相手の様子をみながらゆっくり行いましょう

● **相手の開始肢位**：左側臥位
（右股関節・膝関節ともに90度の屈曲位）

● **自分のポジション**：
1) 相手の背部後方で頭方を向いて、爪先立ちで踵の上に腰をおろし、右膝を床につく
2) 相手の右腕を外に開き、肘関節を約90度に屈曲させる
3) 右手で相手の右手掌を持ち、左手で相手の右肘を下から支える
4) 右膝外側を相手の右殿部にあてて相手の上体が倒れないようにする

● **ストレッチ法**：
1) 相手の前腕を、相手の上体と床面とも平行に保ちながら頭方へ移動させる
2) 元に戻す

効果・効能	上肢の疲労回復に役立つ　（例）張った腕がほっそりする
作用する骨格・関節／筋肉	【ストレッチ】肩関節／三角筋、大胸筋
神経支配（P.44）	腋窩神経（C5・6）、外側・内側胸筋神経（C5・6・7・8、T1）

第2章 タイマッサージ・ストレッチテクニック

106 側臥位 横向きのハンマーロック（レスリング）
[棘下筋のストレッチ]

【難易度】● ○ ○ 　【危険度】● ○ ○ 　【柔軟度】普通

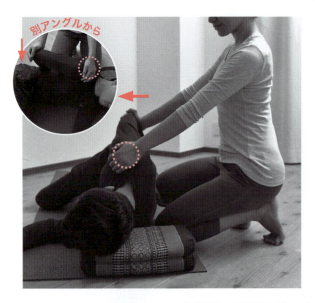

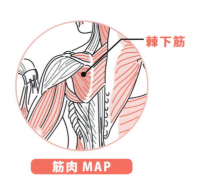

筋肉MAP／棘下筋

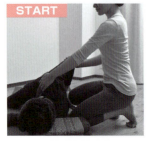
START

●相手の開始肢位：左側臥位
　（右股関節・膝関節ともに90度の屈曲位）

●自分のポジション：
1) 相手の背部後方で爪先立ちで踵の上に腰をおろし、両膝を開いて床につく
2) 相手の右手背を相手の右腰部にあて、右膝で固定する
3) 右手掌を相手の右肘にあて、左手掌で相手の右肩関節を前面から支える

ワンポイント!
相手の両肩が床から垂直になるようにして行いましょう

●ストレッチ法：
1) 左手掌で、相手の右肩関節を動かないように固定する
2) 右手掌で相手の肘を前方へ押し出す
3) 元に戻す

効果・効能	肩関節の柔軟性の向上に役立つ　（例）五十肩の予防に役立つ
作用する骨格・関節／筋肉	【ストレッチ】肩関節／棘下筋、三角筋、小円筋
神経支配（P.44）	肩甲上神経（C［4］・5・6）、腋窩神経（C5・6）

107 側臥位 止まります（自転車の手信号）
[僧帽筋のストレッチ]

【難易度】●○○　　【危険度】💣○○　　【柔軟度】普通

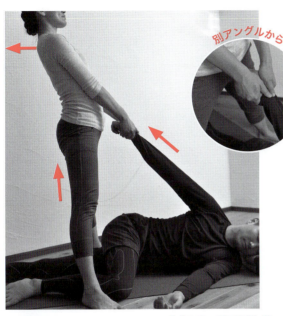

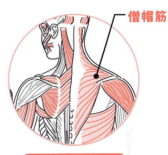

僧帽筋

筋肉MAP

ワンポイント！
牽引は相手の左肩が床から離れない程度に！

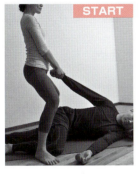
START

● **相手の開始肢位**：左側臥位
（右股関節・膝関節ともに90度の屈曲位）

● **自分のポジション**：
1) 相手の両脚をまたいで立つ
2) 両手で相手の右手を母指側と小指側から持ち、両膝関節を屈曲させる

● **ストレッチ法**：
1) 両膝関節を伸展させ、上体を後方に倒すようにして相手の右腕を牽引する
2) 元に戻す

効果・効能	上肢の疲労回復に役立つ
作用する骨格・関節／筋肉	【ストレッチ】肩関節／僧帽筋、大円筋　肘関節／腕橈骨筋
神経支配（P.44）	第XI脳神経(副神経)の脊髄部、頚神経前枝（C2・3・4）、下肩甲下神経（C5・6・7）、橈骨神経（C5・6）

第2章　タイマッサージ・ストレッチ テクニック

108 側臥位
右折します（自転車の手信号）
[上腕二頭筋のストレッチ]

【難易度】🍎🍎🍎　　【危険度】💣💣💣　　【柔軟度】　普通

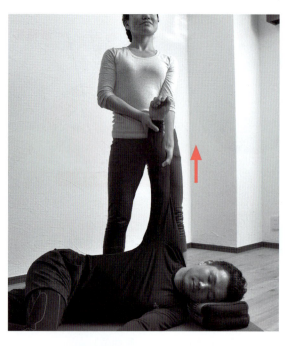

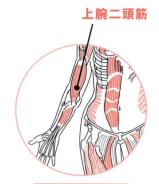

上腕二頭筋

筋肉 MAP

ワンポイント！
相手の腕が長い時は、相手の右手首と上腕遠位部を持つとよい

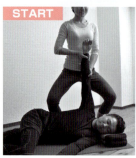

START

● **相手の開始肢位**：左側臥位
　（右股関節・膝関節ともに９０度の屈曲位）

● **自分のポジション**：
1）相手の肩部後方に立つ
2）膝関節をやや屈曲させ、相手の右前腕近位部と右手首を持つ

● **ストレッチ法**：
1）膝関節を伸展させながら、相手の右腕を天井方向へ牽引する
2）元に戻す

効果・効能	肩部の疲労回復に役立つ
作用する 骨格・関節／筋肉	【ストレッチ】肩関節／上腕二頭筋
神経支配（P.44）	筋皮神経（Ｃ５・６）

109 側臥位

テコびき
[三角筋のストレッチ]

【難易度】　【危険度】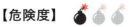　【柔軟度】 普通

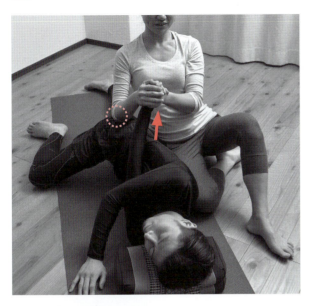

三角筋

筋肉MAP

ワンポイント！
手のひらを上にして
相手の手首を下から
持つと効きやすい

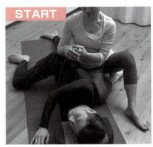

●**相手の開始肢位**：左側臥位
（右股関節・膝関節ともに90度の屈曲位）

●**自分のポジション**：
1）相手の腰部後方に座り、左膝を立てる
2）右肘を相手の右殿部外側に置き、両手で相手の左手を持つ

●**ストレッチ法**：
1）右肘を支点に、相手の左手を引き上げる
2）元に戻す

効果・効能	肩部・殿部の疲労回復に役立つ （例）座りっぱなしで細かい手作業をした時に効果的
作用する 骨格・関節／筋肉	【ストレッチ】肩関節／三角筋　肩甲骨／僧帽筋、大・小菱形筋 【圧迫】中殿筋
神経支配（P.44）	腋窩神経（C5・6）、第XI脳神経(副神経)の脊髄部、 頚神経前枝（C2・3・4）

第2章　タイマッサージ・ストレッチ テクニック

110 側臥位 ツイストドーナツ
[僧帽筋のストレッチ]

【難易度】🍎🍎🍎　　【危険度】💣💣💣　　【柔軟度】普通

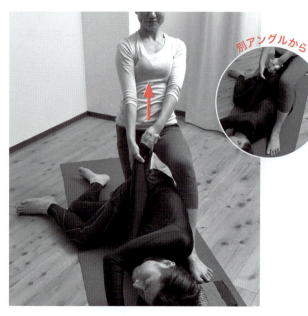

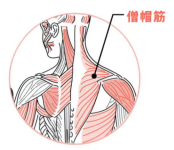

僧帽筋

筋肉 MAP

ワンポイント！
相手の肩が床から持ち上がらないギリギリまで牽引しましょう

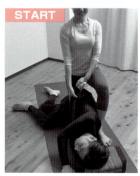
START

● **相手の開始肢位**：左側臥位
（右股関節・膝関節ともに90度の屈曲位）

● **自分のポジション**：
1) 相手の殿部の下方で片膝立ちになる
2) 左手と相手の左手を握り合い、右手で相手の左前腕遠位部を持つ

● **ストレッチ法**：
1) 両肘関節を伸展させて、上体を後方に倒しながら、相手の左腕を牽引する
2) 元に戻す

効果・効能	肩部の疲労回復に役立つ
作用する骨格・関節／筋肉	【ストレッチ】肩甲骨／僧帽筋、大・小菱形筋
神経支配（P.44）	第Ⅳ脳神経（副神経）の脊髄部、頚神経前枝（C2・3・4）、肩甲背神経（C4・5）

111 側臥位

引っこ抜き
[僧帽筋のストレッチ]

【難易度】🍎🍎🍎　【危険度】💣💣💣　【柔軟度】普通

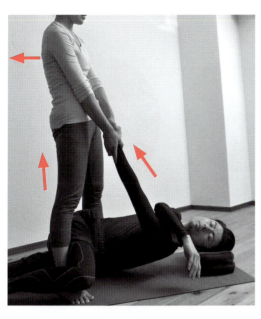

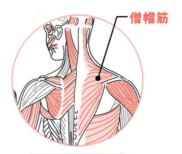

筋肉 MAP — 僧帽筋

ワンポイント！
「力を抜いてダラーっと上体を反らせ、顎を上げて下さい」と声がけすると上手にできます。左脚で相手の腰部を支え、相手の上体の軸がぶれないようにしてもOK

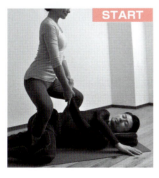
START

●**相手の開始肢位**：左側臥位
（右股関節・膝関節ともに９０度の屈曲位）

●**自分のポジション**：
1）右足を相手の両脚の間に、左足を腰部後方に置いて立つ
2）膝関節をやや屈曲させて、左手と相手の左手を握り合い、右手で相手の左前腕遠位部を持つ
※やりにくい場合は前腕遠位部を握りあう

●**ストレッチ法**：
1）膝関節を伸展させながら、相手の左腕を引き上げる
2）元に戻す

効果・効能	肩部・背部の疲労回復に役立つ
作用する骨格・関節／筋肉	【ストレッチ】肩甲骨／僧帽筋、大・小菱形筋　肩関節／三角筋　脊柱／脊柱起立筋
神経支配（P.44）	第XI脳神経(副神経)の脊髄部、頚神経前枝（C２・３・４）、腋窩神経（C５・６）、脊髄神経

第２章　タイマッサージ・ストレッチテクニック

112 側臥位 ダンスのターン
[三角筋のストレッチ]

【難易度】 🍎🍎🍎　【危険度】 💣💣💣　【柔軟度】 普通

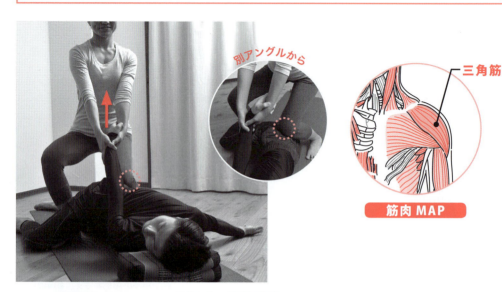
別アングルから
三角筋
筋肉MAP

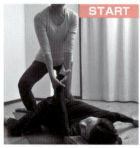
START

●**相手の開始肢位**：左側臥位
（右股関節・膝関節ともに90度の屈曲位）

●**自分のポジション**：
1) 相手の右腕を外に開く
2) 右足を相手の両脚の間に、左足を相手の殿部後方に置いて立ち、左膝を相手の右殿部にあてて固定する
3) 左前腕遠位部同士を握り合い、右手を添える

ワンポイント!
相手の脊柱の軸がぶれないように牽引しましょう

●**ストレッチ法**：
1) 膝で相手の殿部が動かないように固定させたまま、上体を起こして、相手の左腕を牽引する
2) 元に戻す

効果・効能	肩部・背部の不快感の軽減に役立つ
作用する骨格・関節／筋肉	肩関節／三角筋　肩甲骨／僧帽筋
神経支配（P.44）	腋窩神経（C5・6）、第XI脳神経(副神経)の脊髄部、頚神経前枝（C2・3・4）

113 側臥位
肩甲骨はがし
[菱形筋のストレッチ]

【難易度】 🍎🍎🍎　【危険度】 💣💣💣　【柔軟度】 普通

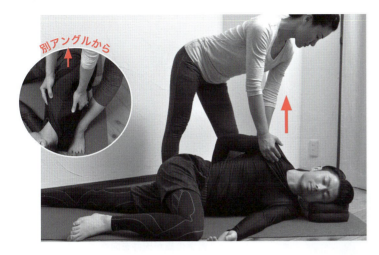

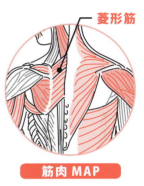

菱形筋

筋肉 MAP

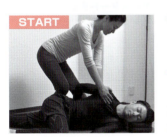

START

●**相手の開始肢位**：左側臥位
（右股関節・膝関節ともに90度の屈曲位）

●**自分のポジション**：
1) 相手の背部後方に、相手の頭方を向いて立つ
2) 相手の右手背を相手の腰部にあてる
3) 膝関節を屈曲させて、右手掌で相手の右胸上部を支え、左手の四指の指先を、相手の右肩甲骨内側縁にひっかける

ワンポイント！
床面から垂直にまっすぐ引きましょう

●**ストレッチ法**：
1) 右手で相手の肩が動かないように固定しながら、膝関節を伸展させ、左手で肩甲骨内側縁を天井方向に引き上げる
2) 元に戻す

第2章 タイマッサージ・ストレッチ テクニック

効果・効能	肩関節の血液循環を促進する　（例）くすんだ肌に透明感が出る
作用する 骨格・関節／筋肉	【ストレッチ】肩甲骨／大・小菱形筋、僧帽筋
神経支配（P.44）	第XI脳神経（副神経）の脊髄部、頸神経前枝（C2・3・4）

114 側臥位 ツイスト
[腹斜筋のストレッチ]

【難易度】● ○ ○ 　【危険度】💣 ○ ○ 　【柔軟度】普通

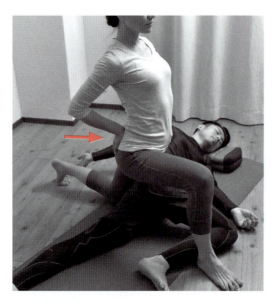

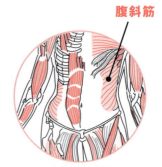
腹斜筋

筋肉 MAP

ワンポイント！
相手の顔が天井を向く位置からスタートするとうまくいきます

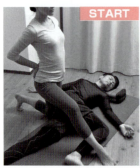
START

- **相手の開始肢位**：左側臥位
  （右股関節・膝関節ともに90度の屈曲位）

- **自分のポジション**：
  1) 相手の右腕を外に開く
  2) 左大腿前面が相手の仙骨にあたる位置で片膝立ちになり、右足は相手の右脚をまたぐ

- **ストレッチ法**：
  1) 両手を仙骨にあて前方に体重移動しながら、左大腿で相手の仙骨を押し出して相手の腰部を捻る
  2) 元にもどす

効果・効能	腰部・肩部の疲労回復に役立つ （例）デスクワークの疲れに効果的
作用する骨格・関節／筋肉	【ストレッチ】脊柱／内・外腹斜筋　股関節／大殿筋　肩関節／大胸筋、三角筋
神経支配（P.44）	肋間神経、腸骨下腹神経、腸骨鼠径神経（[T5・6]、T7－12、L1）、下殿神経（L5、S1・2）、外側・内側胸筋神経（C5・6・7・8、T1）

115 側臥位

シュート（サッカー）
[腹斜筋のストレッチ]

【難易度】　　【危険度】　　【柔軟度】　普通

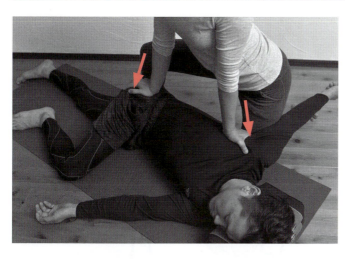

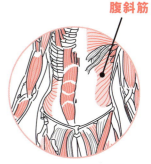

腹斜筋

筋肉MAP

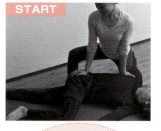

START

●**相手の開始肢位**：左側臥位
　（右股関節・膝関節ともに90度の屈曲位）

●**自分のポジション**：
1) 相手の背部後方で片膝立ちになり、相手の右腕を外に開く
2) 相手の上体が倒れないように左大腿前面を相手の右肩甲骨にあてる
3) 左手掌を相手の右腋窩に、右手掌を相手の右殿部外側に置く

●**ストレッチ法**：
1) 両手掌に体重を乗せ、左右に開くように床方向に圧をかける
2) 元にもどす

ワンポイント！
腋窩は痛いことが多いので、相手の右殿部側面の方に体重の比重を置いてゆっくり腋窩に圧をかけていきましょう

効果・効能	体幹部・肩部の緊張緩和に役立つ　（例）ウェストのくれびができる
作用する骨格・関節／筋肉	【ストレッチ】脊柱／内・外腹斜筋、腰方形筋 　　　　　　　肩関節／三角筋、大胸筋
神経支配（P.44）	肋間神経、腸骨下腹神経、腸骨鼡径神経（[T 5・6]、T 7－12、L 1） 腰神経叢（T 12、L 1・2・3）、腋窩神経（C 5・6）、 外側・内側胸筋神経（C 5・6・7・8、T 1）

第2章　タイマッサージ・ストレッチテクニック

3 腹臥位のテクニック

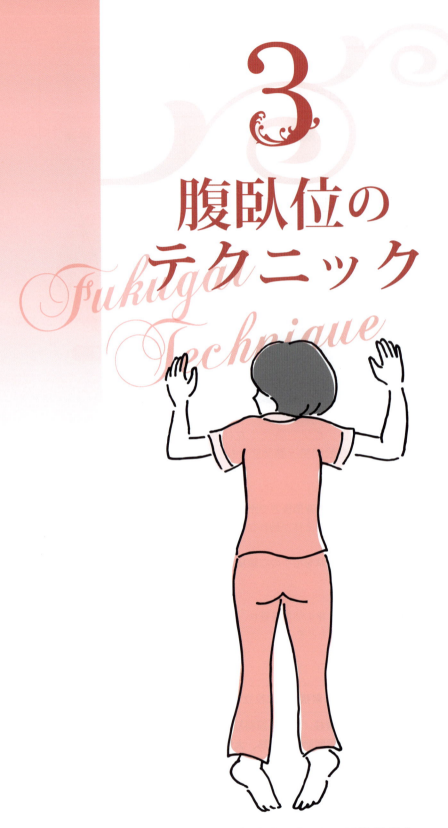

【基本的な腹臥位の相手の開始肢位】

1 腹臥位（うつ伏せ）でのテクニックの特徴

腹臥位（ふくがい）……腹（部）を下に向けて寝た姿勢のこと

腹臥位をタイマッサージとして行う時には、ほとんどのレシーバーが一番リラックス、もしくは半覚半眠のうとうとした状態になっていることが多く、スタティックストレッチの基本である筋の弛緩になりやすい肢位だと言えます。

そのリラックスした状態での腹臥位には、長時間のデスクワークなどで、猫背になったレシーバーに適した、身体の前面をストレッチする手技が多くあります。猫背の姿勢から解放され、重心を中心に置けるようになると共に、大きく呼吸することへの手助けにもなり、施術後のレシーバーの足取りはしっかり且つ、軽やかになることでしょう。

反面、レシーバーに警戒心がないということは、過伸展になりそうな時に危険を感じて筋が収縮（防御）する機能も働きにくいので、特に相手の可動範囲の見極めには熟練が必要です。細心の注意を払って行うよう心掛けてください。

更に、腹臥位では骨盤および腰部を軸に身体を反らせる手技が多くあります。軸をしっかりと意識し、腰部に負担がかかり過ぎていないか常に念頭に置いて行うことが大切です。

2 注意点

腹臥位でのマッサージを行う際には、顔を楽に置くために胸や腹の下にクッション等を入れて行うことが多いと思いますが、それらは既に腰部の伸展位になっていることを留意し、腰部に負担のかかる過伸展にならないように注意しましょう。また、高齢者などの円背の強いレシーバーに対しては、無理をして行わず、側臥位で同様の効果のある手技で対応するとよいでしょう。

首を左右どちらかに倒している体勢からストレッチを行う際は、首の向きにも注意し、ストレッチを行う前に反対に倒す指示を出した方がより危険が少ないこともあります。

116 腹臥位 つっぱり棒
[腓腹筋のストレッチ]

【難易度】　【危険度】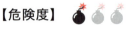　【柔軟度】普通

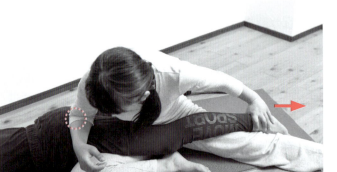

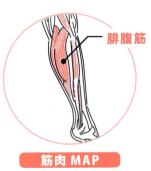

腓腹筋

筋肉 MAP

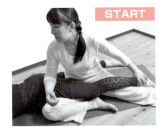

START

●相手の開始肢位：腹臥位

●自分のポジション：
1) 相手の左膝関節を屈曲させて、相手の左足首をつかんで右膝関節を屈曲させて座る
2) 相手の左脚を持ち上げ、相手の左大腿と床との間に右大腿を差し入れる
3) 両脚の上に、相手の左脚をのせる
4) 右前腕を相手の左殿溝にあて、左手で相手の左踵を持つ

●ストレッチ法：
1) 以下の動作を同時に行う
　①右前腕で相手の殿部を頭方へ圧す
　②左手で相手の左踵を下方に圧す
2) 元にもどす

ワンポイント！
自分の右前腕を軸に左手を突っ張るようにすると安定します

効果・効能	下肢の疲労回復に役立つ　（例）ウォーキングの後の疲れを取る
作用する骨格・関節／筋肉	【ストレッチ】膝関節／腓腹筋、ヒラメ筋、膝窩筋 【圧迫】大腿二頭筋、半腱様筋、半膜様筋
神経支配（P.44）	脛骨神経（L4・5、S1・2）

117 腹臥位 うつ伏せできのこ狩り
[足趾の伸筋・屈筋のストレッチ]

【難易度】　　【危険度】　　【柔軟度】 普通

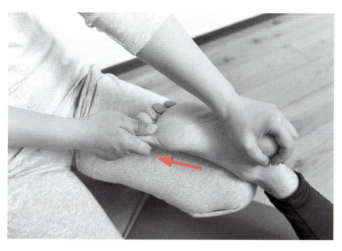

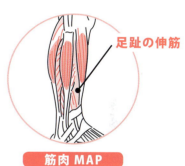

足趾の伸筋

筋肉 MAP

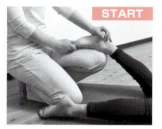

START

●**相手の開始肢位**：腹臥位

●**自分のポジション**：
1) 相手の足元で、爪先立ちで踵の上に腰をおろし、右膝を床につく
2) 左大腿に相手の左足背を置き、左手で相手の左踵を持ち、右手で相手の左母趾をつかむ

ワンポイント！
足趾を引くときは足から真っ直ぐの向きで

●**ストレッチ法**：
1) 右手で相手の左母趾をクルクルと回旋させてから、上体を後方に倒して相手の左母趾を牽引する
2) 元に戻す
3) 他の指も1本ずつ同様に行う
4) 元に戻す

効果・効能	中枢神経系の沈静（リラックス）を促す　（例）ぐっすり眠れる
作用する骨格・関節／筋肉	【ストレッチ】中足趾節関節／長母趾伸筋、長母趾屈筋、長趾伸筋、長趾屈筋　　股関節／大腰筋
神経支配（P.44）	深腓骨神経（L4・5、S1）、脛骨神経（L5、S1・2）、腓骨神経（L4・5、S1）

第2章 タイマッサージ・ストレッチテクニック

118 腹臥位

バタ足
[大腰筋のストレッチ]

【難易度】 　【危険度】 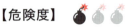　【柔軟度】 普通

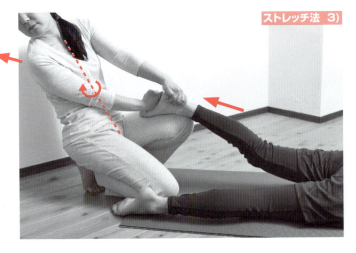

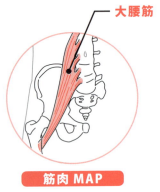

筋肉MAP — 大腰筋

●**相手の開始肢位**：腹臥位

●**自分のポジション**：
1) 相手の足元で、爪先立ちで踵の上に腰をおろし、右膝を床につく
2) 相手の左足を持ち、左大腿に相手の左足背を乗せ、右手で相手の左踵を持つ
3) 左手掌は相手の左足底に置き、指をかけるようにして持つ

●**ストレッチ法**：
1) 上体を後方へ倒して相手の左脚を牽引し、軸を固定したまま上体を左に捻り、相手の左脚を捻る
2) 元に戻す
3) 手を左右逆に持ち替え、上体を後方へ倒し、相手の左脚を牽引し、軸を固定したまま上体を右に捻り、相手の左脚を捻る
4) 元に戻す

ワンポイント！
捻るとき、相手の踵が動かないようにしっかりロックすることを意識して！

効果・効能	腰部・下肢の緊張緩和に役立つ
作用する 骨格・関節／筋肉	【ストレッチ1】股関節／大腰筋、中殿筋、大腿筋膜張筋 【ストレッチ3】股関節／大腰筋、半腱・半膜様筋
神経支配（P.44）	【ストレッチ1】腰神経叢（L1・2・3・4）、上殿神経（L4・5、S1） 【ストレッチ3】腰神経叢（L1・2・3・4）、 坐骨神経（脛骨枝L4・5、S1・2）

119 腹臥位 パチンコ
[前脛骨筋のストレッチ]

| 【難易度】 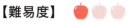 | 【危険度】 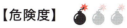 | 【柔軟度】 普通 |

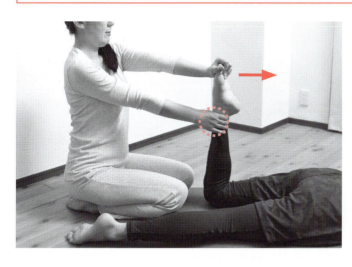

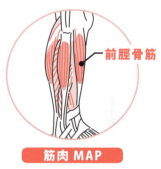

筋肉MAP　前脛骨筋

START

●**相手の開始肢位**：腹臥位

●**自分のポジション**：
1) 相手の足元で、相手の左膝関節を屈曲させながら正座になる
2) 右手で相手の左足首を持ち、左手を相手の左足先に添える

●**ストレッチ法**：
1) 右手で相手の下腿が動かない様に固定したまま、左手で相手の足先を相手の頭方に向かって圧す
2) 元に戻す

ワンポイント！
自分の腕は真っ直ぐのまま、左肩を前に出し、右肩を引くと安定します

効果・効能	下腿部の疲労回復に役立つ　（例）サンダルで疲れた脚が楽になる
作用する骨格・関節／筋肉	足関節／前脛骨筋、長趾伸筋、長母趾伸筋
神経支配（P.44）	深腓骨神経（L4・5、S1）、腓骨神経（L4・5、S1）

第2章 タイマッサージ・ストレッチテクニック

120 腹臥位 雑巾しぼり
[足趾の伸筋・屈筋のストレッチ]

【難易度】 　　【危険度】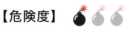 　　【柔軟度】 普通

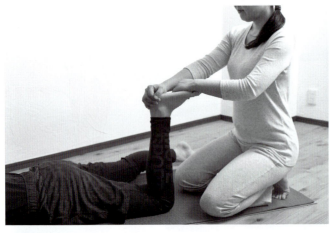

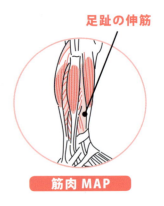

足趾の伸筋

筋肉MAP

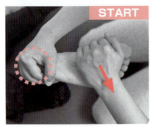

START

ワンポイント！
不安定になりやすいので、両膝で相手の左膝を挟んで行ってもよい

●相手の開始肢位：腹臥位

●自分のポジション：
1）相手の足元で、相手の左膝関節を屈曲させ、爪先立ちで踵の上に腰をおろし、両膝を床につく
2）右手で相手の左踵を持ち、左手で相手の左足底内側を持つ

●ストレッチ法：
1）右手で相手の左踵が動かないように固定し、左脇を締めるようにしながら、左手で相手の左足を捻る
2）元に戻す
3）左手を相手の左踵、右手を相手の左足底外側に持ち替える
4）左手で相手の左踵が動かないように固定して、右脇を締めるようにしながら、右手で相手の足を捻る
5）元に戻す

効果・効能	中足間関節の調整に役立つ　（例）ふらつきによる転倒を予防する
作用する骨格・関節／筋肉	【ストレッチ法2】中足間関節／長母趾伸筋、長趾屈筋 【ストレッチ法4】中足間関節／長趾伸筋、長母趾屈筋
神経支配（P.44）	【ストレッチ法2】深腓骨神経（L4・5、S1）、脛骨神経（L5、S1、[2]） 【ストレッチ法4】腓骨神経（L4・5、S1）、脛骨神経（L5、S1・2）

121 腹臥位 トランプ
[前脛骨筋のストレッチ]

【難易度】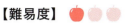　【危険度】　【柔軟度】身体が柔らかい人には効きづらい

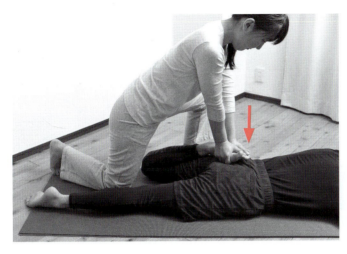

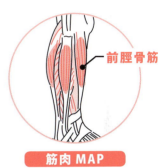

筋肉 MAP／前脛骨筋

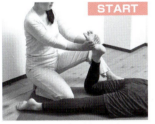

START

● **相手の開始肢位**：腹臥位

● **自分のポジション**：
1）相手の足元で、相手の左膝関節を屈曲させながら片膝立ちになり、踵の上に腰をおろす
2）相手の左足背を両手で持つ

● **ストレッチ法**：
1）腰をあげ、肘関節を伸展させ両手に体重をのせ、相手の足先を殿部の方向に圧す
2）元に戻る

ワンポイント！
足底にあてた自分の四指を支点に足の甲を反らせるようにするとしっかり伸びます

効果・効能	足関節・膝関節の柔軟性の向上に役立つ　（例）正座がしやすくなる
作用する骨格・関節／筋肉	足関節／前脛骨筋、長趾伸筋、長母趾伸筋　膝関節／大腿直筋
神経支配（P.44）	深腓骨神経（L4・5、S1）、腓骨神経（L4・5、S1）、大腿神経（L2・3・4）

第2章　タイマッサージ・ストレッチ テクニック

| 122 腹臥位 | **飛行機の操縦桿** [前脛骨筋のストレッチ] |

【難易度】🍎🍎🍎　【危険度】💣💣💣　【柔軟度】身体が柔らかい人には効きづらい

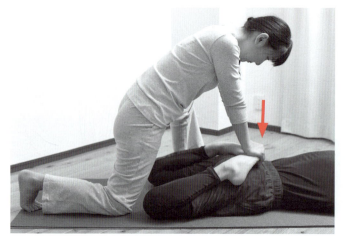

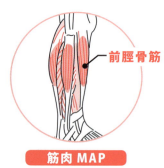
筋肉MAP / 前脛骨筋

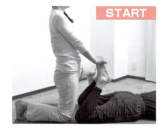
START

ワンポイント！
足の甲は左右重ならないようにしましょう

●相手の開始肢位：腹臥位

●自分のポジション：
1) 相手の両膝を肩幅に開いて、相手の両膝関節を屈曲させながら片膝立ちになる
2) 相手の両足背を持つ

●ストレッチ法：
1) 重心を前に移動し、両肘関節を伸展させたまま両手に体重を乗せて、相手の足背を殿部の方向に圧す
2) 元に戻す

効果・効能	足関節・膝関節の柔軟性向上に役立つ
作用する 骨格・関節／筋肉	【ストレッチ】足関節／前脛骨筋、長趾伸筋、長母趾伸筋 　　　　　　　膝関節／大腿直筋
神経支配（P.44）	深腓骨神経（L4・5、S1）、腓骨神経（L4・5、S1)、大腿神経（L2・3・4）

123 腹臥位 セラピストの居眠り
[腓腹筋のストレッチ]

【難易度】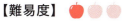　【危険度】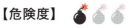　【柔軟度】身体が柔らかい人には効きづらい

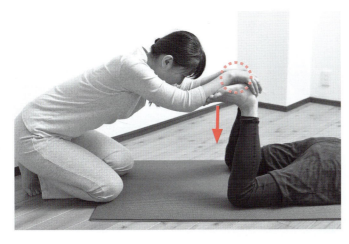

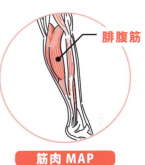

筋肉 MAP / 腓腹筋

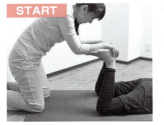

START

●相手の開始肢位：腹臥位

●自分のポジション：
1) 相手の足元で、相手の両膝関節を屈曲させながら、両膝立ちになる
2) 前腕を相手の足底に乗せ、相手の踵を持つ

●ストレッチ法：
1) 腰を落としながら両肘を下げ、相手の下腿は床と垂直を保ったまま両足を背屈させる
2) 元にもどす

ワンポイント！
自分の肘を床方向へ下げるように意識すると、しっかり伸ばすことができます

効果・効能	下腿部の疲労回復に役立つ
作用する骨格・関節／筋肉	【ストレッチ】足関節／腓腹筋、ヒラメ筋、長母趾屈筋
神経支配（P.44）	脛骨神経（L5、S1・2）

第2章 タイマッサージ・ストレッチ テクニック

187

124 腹臥位 うつ伏せの扇子
[腓骨筋のストレッチ]

【難易度】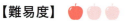 　【危険度】 　【柔軟度】身体が柔らかい人には効きづらい

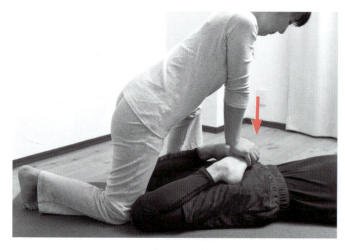

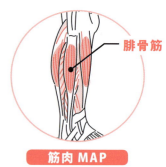

腓骨筋

筋肉 MAP

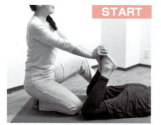

START

●相手の開始肢位：腹臥位

●自分のポジション：
1）相手の両膝を肩幅に開いて、相手の両膝関節を屈曲させながら、片膝立ちになる
2）相手の右足背の上に相手の左足を重ね、両手で支える

●ストレッチ法：
1）重心を前に移動し、両肘関節を伸展させたまま両手に体重をのせて、相手の足背を殿部の方向に圧す
2）元に戻す

ワンポイント！
足先にかける体重は相手の頭方へ少し斜めに向かうとよい

効果・効能	下腿部のリンパ液の循環を促進する　（例）ふくらはぎのだるさがスッキリする
作用する骨格・関節／筋肉	足関節／長・短腓骨筋、長趾伸筋　膝関節／大腿直筋
神経支配（P.44）	浅腓骨神経（L４・５、S１）、腓骨神経（L４・５、S１）、大腿神経（L２・３・４）

125 腹臥位 カエル
[腓腹筋のストレッチ]

【難易度】　【危険度】　【柔軟度】身体が柔らかい人には効きづらい

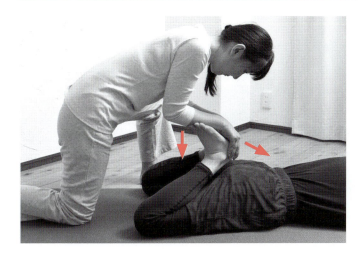

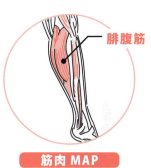
腓腹筋
筋肉 MAP

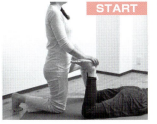

ワンポイント！
相手の踵を殿部に近づける時に、爪先をすねに近づける力を抜かないように注意！

●**相手の開始肢位**：腹臥位

●**自分のポジション**：
1) 相手の足元で、相手の両膝関節を屈曲させながら、片膝立ちになる
2) 前腕を相手の足底に乗せて踵を持つ

●**ストレッチ法**：
1) 以下の動作を同時に行う
　①前腕に体重をかけて、相手の踵を殿部の方向に圧す
　②前腕で相手の足底を相手の下腿の方向に圧す
2) 元に戻す

効果・効能	下腿部の疲労回復に役立つ　（例）ふくらはぎの疲れに効果的
作用する 骨格・関節／筋肉	【ストレッチ】足関節／腓腹筋、ヒラメ筋、長趾屈筋 　　　　　　　膝関節／大腿直筋
神経支配（P.44）	脛骨神経（Ｌ５、Ｓ１・２）、大腿神経（Ｌ２・３・４）

第2章 タイマッサージ・ストレッチテクニック

126 腹臥位 大腿直筋のみずがめ座
[大腿直筋のストレッチ]

【難易度】●●○　　【危険度】💣○○　　【柔軟度】普通

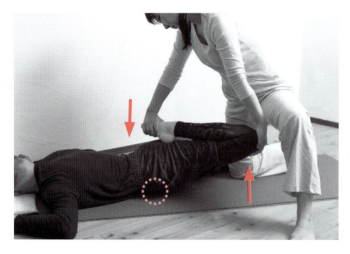

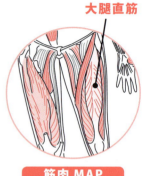

大腿直筋

筋肉 MAP

START

●**相手の開始肢位**：腹臥位

●**自分のポジション**：
1) 相手の左足を持ち、膝関節を屈曲させて、相手の股関節を４５度外に開く
2) 相手の両脚の間に右膝をついて片膝立ちになる
3) 左手掌を相手の左膝にあて、右手は相手の左足背にあてる

ワンポイント!
なるべく相手の腸骨が床から離れないようにしましょう

●**ストレッチ法**：
1) 以下の動作を同時に行う
　①左手掌で相手の左膝を持ち上げる
　②右手掌で相手の左足背を左殿部の方向へ軽く圧す
2) 元に戻す

効果・効能	大腿部の疲労回復に役立つ　（例）サイクリングのあとに効果的
作用する骨格・関節／筋肉	【ストレッチ】膝関節／大腿直筋、内側広筋　股関節／大腰筋
神経支配（P.44）	大腿神経（Ｌ２・３・４）、腰神経叢（Ｌ１・２・３・４）
注意（P.33）	（腰部）（高齢者）

127 腹臥位 うつ伏せの木立のポーズ
[内転筋群のストレッチ]

【難易度】 　【危険度】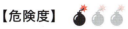 　【柔軟度】 普通

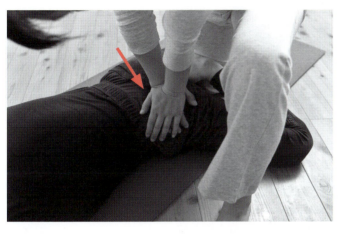

【内転筋群】
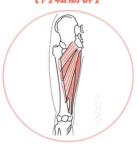
筋肉 MAP

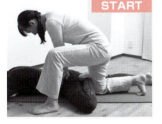
START

●相手の開始肢位：腹臥位

●自分のポジション：
1) 相手の左足を持ち、膝関節を屈曲させて、相手の左股関節を90度に屈曲させ外に開く
2) 相手の左脚をまたいで片膝立ちになる
3) 相手の左膝関節はなるべく深く屈曲させて、右膝で相手の左足背を固定し、相手の左脚が動かないようにする
4) 右手根を相手の大転子の外側に置き、左手掌を重ねる

ワンポイント！
大転子を包み込むように手のひらを置きましょう

●ストレッチ法：
1) 両手に体重をのせ相手の殿部を圧迫する
2) 大転子の外周に沿って手根の位置を何か所か変えて行う
3) 元に戻す

効果・効能	股関節の柔軟性の向上に役立つ　殿部の不快感の軽減に役立つ
作用する骨格・関節／筋肉	【ストレッチ】股関節／大内転筋、長内転筋、短内転筋、恥骨筋 【圧迫】大殿筋、梨状筋、大腿方形筋
神経支配（P.44）	閉鎖神経（L2・3・4）、坐骨神経（L4・5、S1）、大腿神経（L2・3・4）
注意（P.33）	（股関節）

第2章 タイマッサージ・ストレッチテクニック

| 128 | 腹臥位 |

折りたたみ椅子
[大腿直筋のストレッチ]

【難易度】 　【危険度】 　【柔軟度】身体が柔らかい人には効きづらい

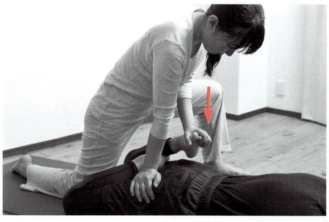

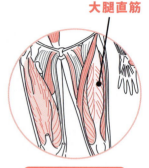

大腿直筋

筋肉 MAP

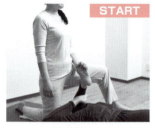

START

ワンポイント！
相手の足先が挟んだ脚から出ないくらいの位置に置きましょう

●相手の開始肢位：腹臥位

●自分のポジション：
1) 相手の足元で相手の両膝関節を屈曲させ、両膝を腰幅以上に開く
2) 相手の右足先を相手の左大腿遠位部後面に置く
3) 左手で相手の左足背を持ち、相手の右足先を挟むように相手の左膝関節を軽く屈曲させる
4) 左手で相手の左足先を持ち、片膝立ちになる

●ストレッチ法：
1) 以下の動作を同時に行う
　①右手掌を相手の右殿溝に置き、右肘関節を伸展させる
　②相手の左足背を相手の左殿部の方向に圧す
2) 元にもどす

効果・効能	膝部の血液循環を促進する　（例）膝の痛みに効果的 腰部・殿部・下肢の疲労回復に役立つ
作用する 骨格・関節／筋肉	【ストレッチ】膝関節／大腿直筋　足関節／前脛骨筋、長趾伸筋、長母趾伸筋　【圧迫】大殿筋、腓腹筋
神経支配（P.44）	大腿神経（L2・3・4）、深腓骨神経（L4・5、S1）、 腓骨神経（L4・5、S1）、深腓骨神経（L4・5、S1）

129 腹臥位　大腰筋のみずがめ座
[大腰筋のストレッチ]

【難易度】　【危険度】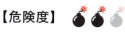　【柔軟度】普通

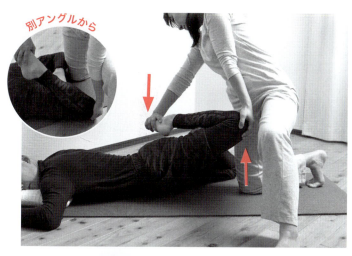

別アングルから

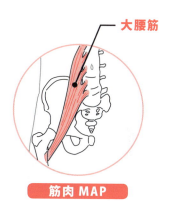

大腰筋

筋肉 MAP

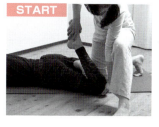

START

●相手の開始肢位：腹臥位

●自分のポジション：
1) 相手の足元で、相手の両膝関節を屈曲させ、両膝を腰幅以上に開く
2) 相手の右足先を相手の左大腿遠位部後面に置く
3) 右手で相手の左足背を持ち、相手の右足を挟むように相手の左膝を屈曲させる
4) 左手で相手の左膝部を持ち、片膝立ちになる

ワンポイント!
つま先が左脚からはみ出さない位置まで相手の脚を広げましょう。

●ストレッチ法：
1) 以下の動作を同時に行う
　①左肘関節を伸展させたまま、
　　左手で相手の左膝を天井方向に引き上げる
　②右手で、相手の左足背を相手の殿部の方向に圧す
2) 元に戻す

効果・効能	股関節の動きをなめらかにする
作用する骨格・関節／筋肉	【ストレッチ】股関節／大腰筋　膝関節／大腿直筋
神経支配（P.44）	腰神経叢（L1・2・3・4）、大腿神経（L2・3・4）
注意（P.33）	（腰部）（高齢者）

130 腹臥位　ヘッドスライディング
[大腿直筋のストレッチ]

【難易度】🍎🍎🍎　【危険度】💣💣💣　【柔軟度】普通

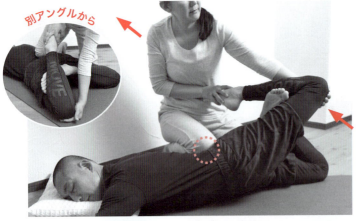

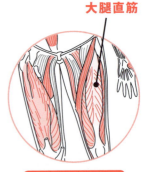
筋肉MAP　大腿直筋

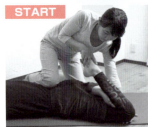
START

ワンポイント！
脊柱や浮遊肋骨に膝を置かないように注意。右膝には体重を乗せません

●**相手の開始肢位**：腹臥位

●**自分のポジション**：
1) 相手の足元で、相手の両膝関節を屈曲させ両膝を腰幅以上に開く
2) 相手の右足先を相手の左大腿遠位部後面に置く
3) 右手で相手の左足背を持ち、右腰部の外に移動し、相手の右足先を挟むように相手の左膝関節を屈曲させる
4) 相手の左膝に左手をあて、爪先立ちで踵の上に腰をおろして座り、右膝を相手の右腰部に軽く置く

●**ストレッチ法**：
1) 左肘関節を伸展させたまま、上体を後方に倒し、相手の膝を手前に引く
2) 元にもどす

効果・効能	大腿部の緊張緩和に役立つ　（例）ももの張りに効果的
作用する骨格・関節／筋肉	【ストレッチ】膝関節／大腿直筋、外側広筋　股関節／大腰筋　脊柱／内・外腹斜筋
神経支配（P.44）	大腿神経（L2・3・4）、腰神経叢（L1・2・3・4）、肋間神経、腸骨下腹神経、腸骨鼡径神経（[T5・6]、T7－12、L1）
注意（P.33）	（腰部）（高齢者）

131 腹臥位 ねずみ捕り
[前脛骨筋のストレッチ]

【難易度】　【危険度】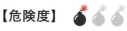　【柔軟性】普通

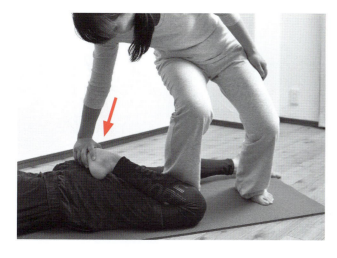

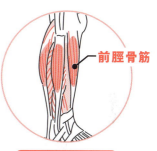

前脛骨筋

筋肉 MAP

ワンポイント！
相手の下腿が大腿にぴったり重なるように倒すように心がけましょう

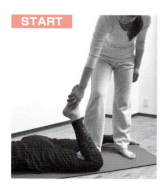

START

●**相手の開始肢位**：腹臥位

●**自分のポジション**：
1) 右手で相手の左足背を持ち、相手の左膝を屈曲させる
2) 相手の両膝の間に左脚を向いて立ち、右足底を相手の大腿遠位部後面に置く

●**ストレッチ法**：
1) 右手で相手の左足背を相手の左殿部の方向に圧す
2) 元に戻す

効果・効能	下肢の血液循環を促進する
作用する骨格・関節／筋肉	【ストレッチ】足関節／前脛骨筋、長趾伸筋、長母趾伸筋 　　　　　　　膝関節／大腿直筋 【圧迫】半腱・半膜様筋　腓腹筋
神経支配（P.44）	深腓骨神経（L4・5、S1）、腓骨神経（L4・5、S1）、 深腓骨神経（L4・5、S1）、大腿神経（L2・3・4）

第2章 タイマッサージ・ストレッチ テクニック

132 腹臥位 手押し車
[大腰筋のストレッチ]

【難易度】🍎🍎🍎　　【危険度】💣💣💣　　【柔軟度】普通

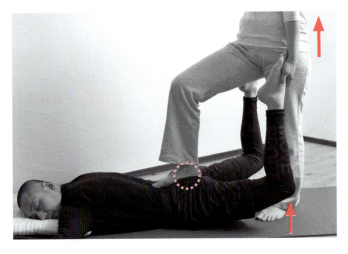

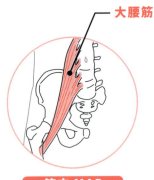

大腰筋

筋肉 MAP

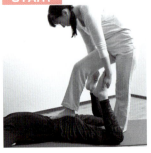

START

ワンポイント！
仙骨に体重を乗せない
ように注意

●相手の開始肢位：腹臥位

●自分のポジション：
1) 相手の足元で相手の両足背を持ち、
   相手の両膝を少し開いて、膝関節を 90 度に屈曲させる
2) 片膝関節を屈曲させた状態で、
   足底を相手の仙骨部に軽く置く

●ストレッチ法：
1) 仙骨部に置いた足を踏み込まないようにしながら、
   肘関節を伸展させたまま上体を起こし、
   相手の両脚を天井方向に引き上げる
2) 元に戻す

効果・効能	骨盤の調整に役立つ　（例）月経前の骨盤回りの不快感に効果的
作用する骨格・関節／筋肉	【ストレッチ】股関節／大腰筋
神経支配（P.44）	腰神経叢（L 1・2・3・4）

133 腹臥位

すっ転んだ
[腸腰筋のストレッチ]

【難易度】　【危険度】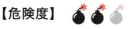　【柔軟度】身体が柔らかい人には効きづらい

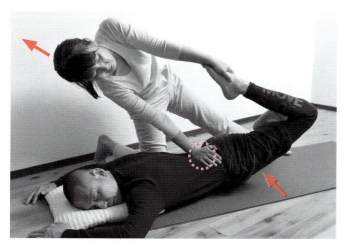

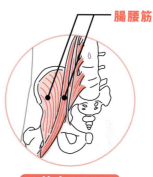

腸腰筋

筋肉 MAP

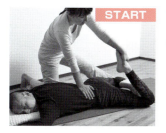

START

●**相手の開始肢位**：腹臥位

●**自分のポジション**：
1) 相手の足元で相手の両膝関節を屈曲させ、両膝を腰幅以上に開く
2) 相手の右足先を相手の左大腿遠位部後面に置く
3) 左手で相手の左足背を持ち、右腰部の外に移動し相手の右足先を挟むように相手の左膝関節を屈曲させる
4) 右手根を相手の左腰部（脊柱の際）に置き、片膝立ちになる

ワンポイント!
脊柱に圧をかけないように注意

●**ストレッチ法**：
1) 右手を支点にして、相手の左脚が上がるように、両肘関節を伸展させたまま上体を相手の頭方へ倒す
2) 元にもどす
3) 右手根を腰部から肩甲骨下まで、脊柱の際に沿って何か所か場所を変え、同様に行う　4) 元にもどす

効果・効能	骨盤の調整に役立つ
作用する 骨格・関節／筋肉	【ストレッチ】股関節／大腰筋、腸骨筋　膝関節／大腿直筋
神経支配（P.44）	腰神経叢（L１・２・３・４）、大腿神経（L［１］・２・３・４）
注意（P.33）	（腰部）（高齢者）

第２章　タイマッサージ・ストレッチテクニック

134 腹臥位 片脚たたみ
[大腿直筋のストレッチ]

【難易度】 🍎🍎🍎　【危険度】 💣💣💣　【柔軟度】 普通

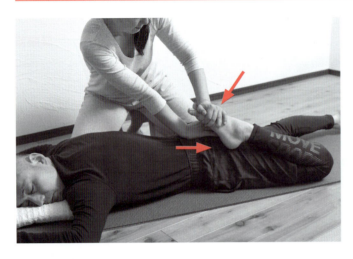

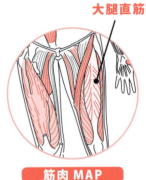

大腿直筋

筋肉 MAP

START

●**相手の開始肢位**：腹臥位

●**自分のポジション**：
1) 相手の右腰部の外で爪先立ちで踵の上に腰をおろし、両膝を床につく
2) 左手で相手の左足背を持ち、右手は指先を尾方に向けて手根を仙骨に重ねて置く

●**ストレッチ法**：
1) 以下の動作を同時に行う
   ①右手根で仙骨部を床方向に斜め下に圧迫する
   ②左手で相手の左足背を相手の殿部の方向に圧す
2) 元に戻る

ワンポイント！
相手の左大腿前面が床から離れないように注意

効果・効能	腰部・下肢の不快感の軽減に役立つ
作用する 骨格・関節／筋肉	【ストレッチ】膝関節／大腿直筋 　　　　　　　足関節／前脛骨筋、長趾伸筋、長母指伸筋
神経支配（P.44）	大腿神経（L2・3・4）、深腓骨神経（L4・5、S1）、 腓骨神経（L4・5、S1）

135 腹臥位 うつ伏せの縄跳び
[腸腰筋のストレッチ]

【難易度】●●● 　【危険度】💣💣💣 　【柔軟性】普通

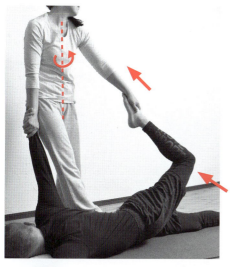

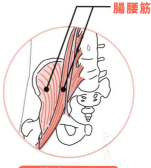

腸腰筋

筋肉MAP

ワンポイント!
右足はふみつけないように注意！相手の顔は上がっている腕側へ向いてもらいましょう

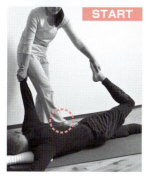

START

- ●**相手の開始肢位**：腹臥位
- ●**自分のポジション**：
  1) 相手の右腰部の外に立つ
  2) 左手で相手の左足背を、右手で相手の右手首を持つ
  3) 肘関節を伸展させまま上体を起こして、左手で相手の左脚を引き上げる
  4) 相手の左腰部に右足先を置く
- ●**ストレッチ法**：
  1) 右足先を支点にし、身体を左に捻りながら、相手の左股関節を伸展させる
  2) 元に戻す

効果・効能	運動後のクールダウンに役立つ
作用する骨格・関節／筋肉	【ストレッチ】股関節／大腰筋、腸骨筋　脊柱／内・外腹斜筋　肩関節／三角筋
神経支配（P.44）	腰神経叢（L1・2・3・4）、大腿神経（L[1]・2・3・4）、肋間神経、腸骨下腹神経、腸骨鼠径神経（[T5・6）、T7-12、L1）、腋窩神経（C5・6）
注意（P.33）	（腰部）（高齢者）（股関節）

第2章 タイマッサージ・ストレッチテクニック

136 腹臥位 ポイント切り替えレバー（線路）
[梨状筋のストレッチ]

【難易度】●●○　　【危険度】💣○○　　【柔軟度】普通

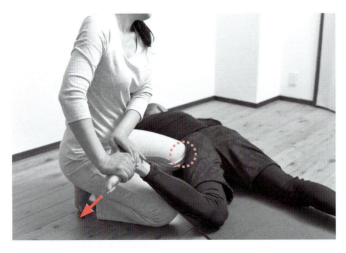

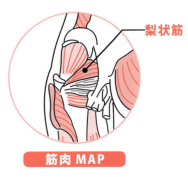
梨状筋
筋肉 MAP

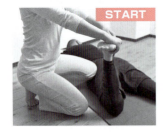
START

●**相手の開始肢位**：腹臥位

●**自分のポジション**：
1) 相手の左足を持ち、相手の左膝関節を屈曲させる
2) 相手の左腰部の外で爪先立ちで踵の上に腰をおろして座り、左膝を相手の大転子を固定するように置く
3) 右手で相手の左足背を持ち、左手で相手の左踵部を包むように持つ

ワンポイント！
相手の膝に負担がかかりすぎないように注意

●**ストレッチ法**：
1) 相手の膝を屈曲させたまま、両手で相手の左足を外に倒す
2) 元に戻す

効果・効能	股関節の動きをなめらかにする　殿部の疲労回復に役立つ
作用する骨格・関節／筋肉	【ストレッチ】股関節／梨状筋、大殿筋、大腿方形筋 【圧迫】中殿筋、大殿筋
神経支配（P.44）	仙骨神経叢（L [5]、S1・2）、下殿神経（L5、S1・2）、坐骨神経叢（L4・5、S1・[2]）
注意（P.33）	（膝部）（股関節）

137 腹臥位 ビールマンスピン（フィギュアスケート）
[大腿直筋のストレッチ]

【難易度】　【危険度】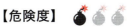　【柔軟度】普通

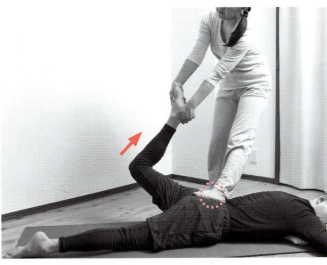

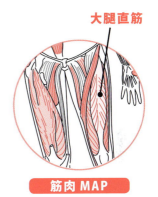
筋肉 MAP　大腿直筋

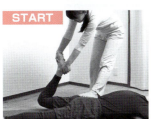
START

ワンポイント！
相手の恥骨が床から
離れない程度に

●**相手の開始肢位**：腹臥位

●**自分のポジション**：
1) 相手の左腰部の外に立つ
2) 右手で相手の左足背を、左手で相手の左踵を持ち、
   相手の左膝関節を屈曲させる
3) 左踵を相手の左殿部外側にあてて腰が持ち上がらないように
   固定する

●**ストレッチ法**：
1) 肘関節を伸展させたまま上体を起こし、相手の左脚を
   引き上げる
2) 元に戻す

効果・効能	大腿部前面の緊張緩和に役立つ
作用する 骨格・関節／筋肉	【ストレッチ】膝関節／大腿直筋　股関節／大腰筋 【圧迫】大殿筋、中臀筋
神経支配（P.44）	大腿神経（Ｌ２・３・４）、腰神経叢（Ｌ１・２・３・４）

第2章 タイマッサージ・ストレッチ テクニック

138 腹臥位 あじろ編み
[腹斜筋のストレッチ]

【難易度】●●○　【危険度】💣○○　【柔軟度】普通

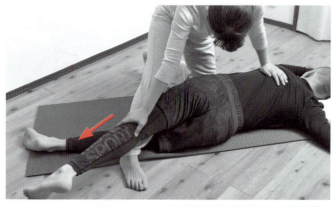

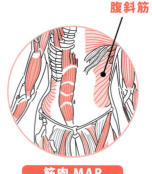
腹斜筋
筋肉MAP

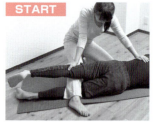
START

●相手の開始肢位：腹臥位

●自分のポジション：
1) 相手の左膝関節を屈曲させ、相手の左大腿部の外で座る
2) 床に座り、右膝関節を伸展させて相手の右下腿部の上に置く
3) 相手の左脚を持ち上げその下に、大腿遠位部をすべりこませ、相手の左膝関節を伸展させる
4) 左踵の上に腰を乗せ、左手掌を相手の左肩甲骨の下方に置き、右手を相手の左大腿遠位部外側に置く

ワンポイント！
自分の右脚で作った滑り台を滑らせるように相手の左脚をスライドさせると楽に行えます

●ストレッチ法：
1) 以下の動作を同時に行う
　①左手掌で、相手の上体が上がりすぎないように押える
　②腰を上げて片膝立ちになる
　③右手で相手の左脚外側を押して、相手の左脚を相手の右脚と交差させる
2) 元に戻す

効果・効能	腹部の緊張緩和に役立つ
作用する骨格・関節／筋肉	【ストレッチ】脊柱／内・外腹斜筋　股関節／腸骨筋
神経支配（P.33）	肋間神経、腸骨下腹神経、腸骨鼠径神経（[T 5・6]、T 7－1 2、L 1 ）、大腿神経（L [1]・2・3・4）

139 腹臥位

ゴムとび
[腸腰筋のストレッチ]

【難易度】 　【危険度】 　【柔軟度】身体が柔らかい人には効きづらい

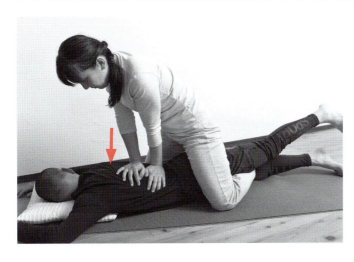

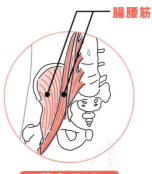

筋肉MAP / 腸腰筋

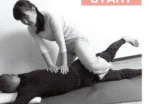
START

●**相手の開始肢位**：腹臥位

●**自分のポジション**：
1) 相手の右腰部の外で片膝立ちになる
2) 相手の左膝関節を屈曲させて、持ち上げ、相手の右脚に交差させる
3) 左足を相手の両大腿遠位部の間に差し込む
4) 相手の左膝関節を伸展させて、両手掌を相手の左腰部に置く

ワンポイント！
自分の身体をリズミカルに動かしながら行いましょう

●**ストレッチ法**：
1) 両肘関節を伸展させたまま、両手掌に体重をかけ相手の左腰部を床方向に圧迫する
2) 元にもどす
3) 手掌の位置を相手の腰部から背部に移動させて同様に行う
4) 元にもどす

効果・効能	腰部の緊張緩和に役立つ
作用する骨格・関節／筋肉	【ストレッチ】股関節／大腰筋、腸骨筋 【圧迫】脊柱起立筋
神経支配（P.44）	腰神経叢（L1・2・3・4）、大腿神経（L [1]・2・3・4）

140 腹臥位 コブラツイスト（プロレス）
[三角筋のストレッチ]

【難易度】🍎🍎🍎　　【危険度】💣💣💣　　【柔軟度】普通

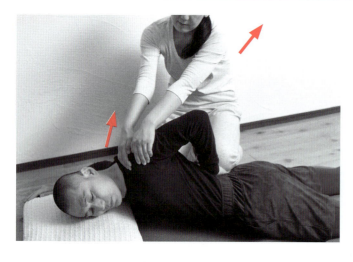

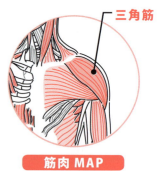

筋肉 MAP　三角筋

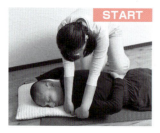
START

●**相手の開始肢位**：腹臥位
（左腕をおろし、顔は左に向ける）

●**自分のポジション**：
1) 相手の右腰部の外で、相手の左肘関節を屈曲させ、左手背を右腰部にあてる
2) 爪先立ちで踵の上に腰をおろし、両膝を床につく
3) 左膝を相手の左手掌にあて、両手掌を相手の左肩にあてる

ワンポイント！
自分の左膝に体重を乗せないように注意しましょう

●**ストレッチ法**：
1) 肘関節を伸展させて上体を起こしながら両手で相手の肩を引き寄せ、相手の左上体を持ち上げる
2) 元に戻す

効果・効能	肩関節の動きをなめらかにする （例）五十肩の予防に役立つ　（例）猫背の緩和に役立つ
作用する 骨格・関節／筋肉	【ストレッチ】肩関節／三角筋、大胸筋
神経支配（P.44）	腋窩神経（Ｃ５・６）、外側・内側胸筋神経（Ｃ５・６・７・８、Ｔ１）

141 腹臥位 船頭さん
[三角筋のストレッチ]

【難易度】●●○ 　【危険度】💣○○ 　【柔軟度】普通

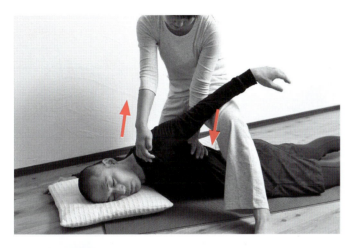

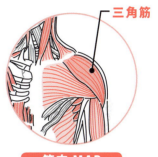
筋肉MAP ／ 三角筋

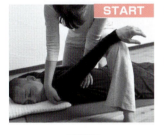
START

●**相手の開始肢位**：腹臥位
（左腕は下へおろし、顔は左に向ける）

●**自分のポジション**：
1) 相手の右側から腰部をまたいで片膝立ちになる
2) 相手の手掌を下に向けて左前腕遠位部を左大腿部に乗せる
3) 右手掌を相手の左肩前部にあて、左手掌を相手の左背部に置く

ワンポイント！
相手の肩を引き寄せるのに合わせて、自分の左膝を少し開くのがコツ

●**ストレッチ法**：
1) 以下の動作を同時に行う
　①上体を起こしながら、右肘関節を伸展させたまま右手で
　　相手の右肩を引き寄せ、左上体を持ち上げる
　②左手掌で相手の背部を床方向に圧迫する
2) 元に戻す
3) 左手掌の位置を、背部から腰部の間で何ヶ所か変え、
　同時に行う
4) 元に戻す

効果・効能	上肢・体幹部の疲労回復に役立つ　（例）呼吸が楽にできる
作用する骨格・関節／筋肉	【ストレッチ】肩関節／三角筋、大胸筋 【圧迫】広背筋
神経支配（P.44）	腋窩神経（C5・6）、外側・内側胸筋神経（C5・6・7・8、T1）

第2章　タイマッサージ・ストレッチ　テクニック

142 腹臥位 ダブルフロッグ
[大腿直筋のストレッチ]

【難易度】●●○　【危険度】💣💣○　【柔軟度】普通

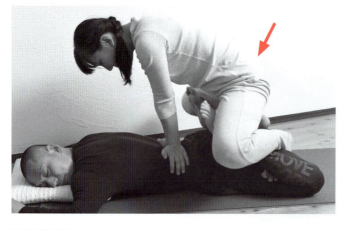

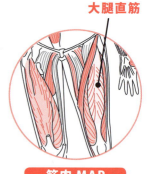
大腿直筋
筋肉MAP

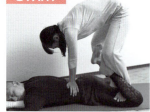
START

●**相手の開始肢位**：腹臥位

●**自分のポジション**：
1) 相手の足背を持ち、相手の両膝を少し広げ、その間に立つ
2) 相手の両大腿遠位部後面に両足を乗せる
3) 両脚の内側に相手の両足背をひっかけて固定する
4) 上体を前傾させ、指先を外に向けて両手掌を相手の腰部に置く

ワンポイント！
相手の大腿裏のふくらみと自分の土踏まずがしっくりくる場所に乗ると安定します

●**ストレッチ法**：
1) 以下の動作を同時に行う
　①膝関節を更に屈曲させ、
　　相手の足部を相手の殿部の方向に近づける
　②両手掌に体重をのせ、相手の腰部を床方向に圧迫する
2) 元に戻す
3) 両手掌を腰部から背部へ移動させ、圧迫する箇所を変えながら同様に数回行う
4) 元に戻す

効果・効能	下肢の疲労回復に役立つ　腰部・背部の緊張緩和に役立つ
作用する骨格・関節／筋肉	【ストレッチ】膝関節／大腿直筋　足関節／前脛骨筋 【圧迫】半腱・半膜様筋、脊柱起立筋
神経支配（P.44）	大腿神経（L2・3・4）、深腓骨神経（L4・5、S1）

143 腹臥位 足裏いす
[腰方形筋のストレッチ]

【難易度】　【危険度】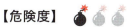　【柔軟度】 普通

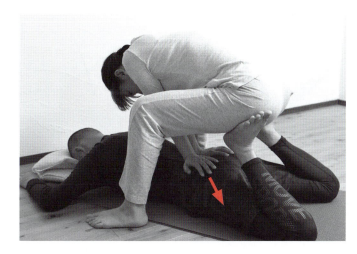

腰方形筋

筋肉 MAP

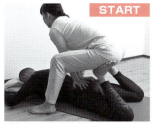
START

- ●**相手の開始肢位**：腹臥位

- ●**自分のポジション**：
  1) 相手の両足を持ち、両膝関節を屈曲させ、両膝を肩幅以上に開く
  2) 相手の腰部をまたいで立ち、相手の足底に腰掛ける
  3) 両手掌を逆手にして、相手の腸骨陵に手根をあてる

ワンポイント！
圧をかける時は、手掌にしっかり体重を乗せましょう

- ●**ストレッチ法**：
  1) 両手掌で斜め下45度床方向に圧をかける
  2) 元に戻す

第2章 タイマッサージ・ストレッチテクニック

効果・効能	腰部の緊張緩和に役立つ
作用する 骨格・関節／筋肉	【ストレッチ】骨盤／腰方形筋　膝関節／大腿直筋
神経支配（P.44）	腰神経叢（T12、L1・2・3）、大腿神経（L2・3・4）

144 腹臥位 キャメルクラッチ（プロレス）
[大胸筋のストレッチ]

【難易度】 ●●○　　【危険度】 💣💣○　　【柔軟度】 普通

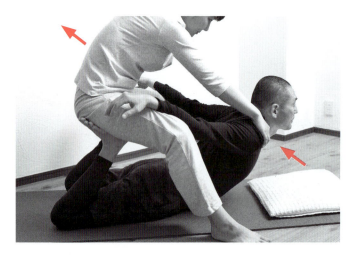

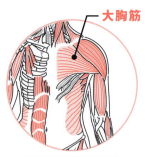

大胸筋

筋肉 MAP

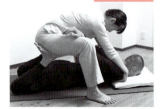

START

●**相手の開始肢位**：腹臥位（両腕を下におろす）

●**自分のポジション**：
1）相手の両足を持ち、両膝関節を屈曲させ、両膝を肩幅以上に開く
2）相手の腰部をまたいで立ち、相手の足底に腰掛ける
3）相手の両手掌を下に向けて両大腿に乗せる
4）相手の肩に上から両手をあてる

ワンポイント！
相手を支える時、足を床に踏ん張って！

●**ストレッチ法**：
1）相手にゆっくり上体を反らせるように指示する
2）上体を後方に倒しながら相手の両肩を支える
3）元に戻す

効果・効能	胸部の緊張緩和に役立つ　（例）深呼吸がしやすくなる
作用する骨格・関節／筋肉	【ストレッチ】肩関節／大胸筋、三角筋　脊柱／腹直筋、肋椎関節／内・外肋間筋
神経支配（P.44）	外側・内側胸筋神経（C5・6・7・8、T1）、腋窩神経（C5・6）、肋間神経（T5・6、T7－12）、肋間神経、腸骨下腹神経、腸骨鼡径神経（[T5・6]、T7－12、L1）
注意（P.33）	（高齢者）

145 腹臥位 暴れ馬
[三角筋のストレッチ]

【難易度】　【危険度】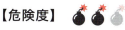　【柔軟度】 普通

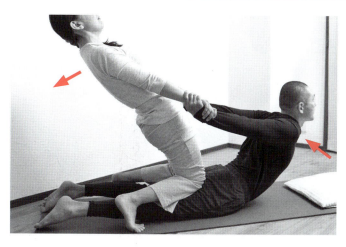

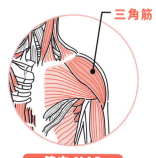

三角筋

筋肉 MAP

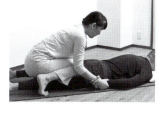

START

●**相手の開始肢位**：腹臥位

●**自分のポジション**：
1) 相手の大腿近位部後面に両膝を置き、両足先を相手の下腿の外に置く
2) 自分と相手の両手根をそれぞれ握りあう

●**ストレッチ法**：
1) 相手にゆっくり顔を正面に向くよう指示する
2) 上体を後方に倒しながら相手の両腕を牽引し、相手の体幹を伸展させる
3) 元に戻す

ワンポイント！
自分の腰がへっぴり腰にならないように、しっかり上体を起こして！

効果・効能	上肢・胸部の緊張緩和に役立つ　（例）猫背の改善に役立つ
作用する 骨格・関節／筋肉	【ストレッチ】肩関節／三角筋、上腕二頭筋、大胸筋　脊柱／腹直筋
神経支配（P.44）	腋窩神経（C5・6）、筋皮神経（C5・6）、 外側・内側胸筋神経（C5・6・7・8、T1）、 肋間神経（T5・6、T7－12）
注意（P.33）	（腰部）

第2章 タイマッサージ・ストレッチ テクニック

146 腹臥位 バタフライ（水泳）
[大胸筋のストレッチ]

| 【難易度】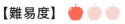 | 【危険度】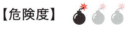 | 【柔軟度】身体が柔らかい人には効きづらい |

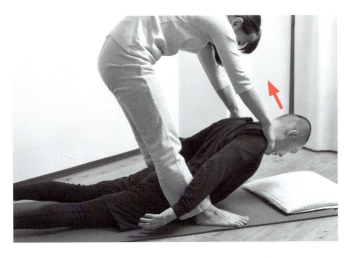

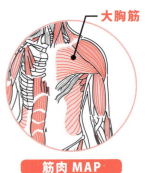
大胸筋
筋肉 MAP

START

● **相手の開始肢位**：腹臥位（両腕を下におろす）

● **自分のポジション**：
1）相手の背部をまたいで立つ
2）相手の肩に上から両手をあてる

● **ストレッチ法**：
1）膝を伸展させて身体を後方に倒しながら、相手の上体を引き上げる
2）元にもどす

ワンポイント！
五十肩などで腕が後ろにまわせない相手の胸部を開くストレッチです

効果・効能	胸部の緊張緩和に役立つ
作用する骨格・関節／筋肉	【ストレッチ】肩関節／大胸筋
神経支配（P.44）	外側・内側胸筋神経（C５・６・７・８、T１）

147 腹臥位 ネギの引っこ抜き
[腕の筋群のストレッチ]

【難易度】 　　【危険度】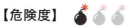 　　【柔軟度】 普通

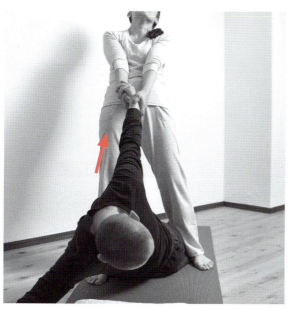

【腕の筋群】

筋肉 MAP

ワンポイント！
相手の身体が柔らかい時は自分の立ち位置を下方へ移動します

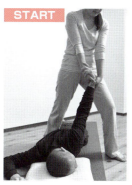
START

● **相手の開始肢位**：腹臥位
　（左腕を下におろす）

● **自分のポジション**：
1) 相手の腰部をまたいで立つ
2) 左足を一歩前に出す
3) 右手首と相手の左手首を握りあい、左手を添える

● **ストレッチ法**：
1) 相手の左腕を天井方向へ軽く引き上げてから、左足を一歩さげる
2) 身体を後方に倒しながら、相手の左腕を牽引し、相手の左上体を引き上げる
3) 元に戻す

効果・効能	上肢の不快感の軽減に役立つ （例）スマホの長時間使用や肘を曲げていることが多い人に効果的
作用する 骨格・関節／筋肉	【ストレッチ】肘関節／腕橈骨筋、長・短橈側手根伸筋、上腕二頭筋 　　　　　　　　肩関節／三角筋
神経支配（P.44）	橈骨神経（Ｃ５・６・７・８）、筋皮神経（Ｃ５・６）、腋窩神経（Ｃ５・６）

第2章　タイマッサージ・ストレッチテクニック

148 腹臥位 背筋測定
[三角筋のストレッチ]

【難易度】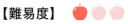 　【危険度】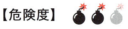 　【柔軟度】 普通

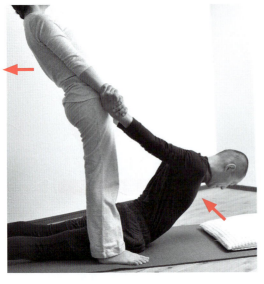

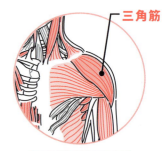

筋肉 MAP

ワンポイント!
相手の身体が柔らかいときは自分の立ち位置を下方へ移動します

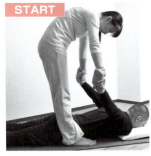
START

●**相手の開始肢位**：腹臥位（両腕を下におろす）

●**自分のポジション**：
1) 相手の腰部をまたいで立つ
2) 自分と相手の両手首をそれぞれ握りあう
3) 相手の上体が持ちあがらない程度に上体を起こす

●**ストレッチ法**：
1) 相手に頭を下げるように指示する
2) 身体を後方に倒しながら相手の両腕を牽引し、相手の上体を反らせる
3) 元に戻す

効果・効能	上腕部の疲労回復に役立つ　（例）コートに袖が通しやすくなる
作用する 骨格・関節／筋肉	【ストレッチ】肩関節／三角筋、上腕二頭筋、大胸筋
神経支配（P.44）	筋皮神経（Ｃ５・６）、腋窩神経（Ｃ５・６）、 外側・内側胸筋神経（Ｃ５・６・７・８、Ｔ１）
注意（P.33）	（腰部）（肩部）

149 腹臥位 芋ほり
[上腕三頭筋のストレッチ]

【難易度】 🍎🍎🍎　【危険度】 💣💣💣　【柔軟度】 普通

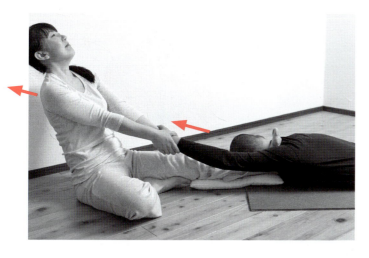

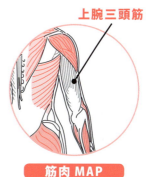

上腕三頭筋

筋肉 MAP

START

●**相手の開始肢位**：腹臥位（顔を右に向ける）

●**自分のポジション**：
1) 相手の頭上に座り、相手の左肩に左足底をあて、両手で相手の左手首を持つ

●**ストレッチ法**：
1) 以下の動作を同時に行う
　①上体を後方に倒し、肘関節を伸展させながら相手の腕を牽引する
　②左膝を伸展させながら、左足底で相手の肩上部を圧迫する
2) 元にもどす

ワンポイント!
ストレッチ時は、自分の脚も腕もまっすぐになるように

効果・効能	肩部・腋窩部のリンパ液や血液の循環を促進する 肩関節の動きをなめらかにする　（例）バスケットボールのシュートがしやすくなる
作用する 骨格・関節／筋肉	【ストレッチ】肘関節／上腕三頭筋、尺側手根屈筋 【圧迫】僧帽筋
神経支配（P.44）	橈骨神経（C6・7・8、T1）、尺骨神経（C7・8、T1）
注意（P.33）	（肩部）

第2章 タイマッサージ・ストレッチテクニック

150 腹臥位 X（エックス）
[広背筋のストレッチ]

【難易度】　【危険度】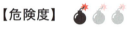　【柔軟度】普通

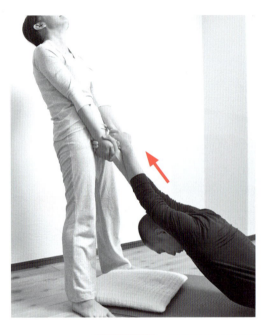

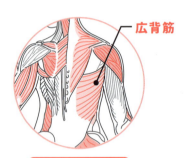

広背筋

筋肉MAP

ワンポイント！
相手の身体が硬い時は腕の交差する位置を自分側にします

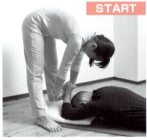

START

● **相手の開始肢位**：腹臥位
● **自分のポジション**：
　1）相手の頭上に立つ
　2）相手の前腕を交差させて、両手首を握り合う
● **ストレッチ法**：
　1）以下の動作を同時に行い、相手の上体を引き上げる
　　①身体を後方に倒し、膝関節を伸展させる
　　②肘関節を伸展させたまま、相手の両腕を牽引する
　2）元に戻す

効果・効能	肩関節と背部の不快感の軽減に役立つ　（例）高い所に手が届くようになる
作用する 骨格・関節／筋肉	【ストレッチ】肩関節／広背筋、上腕三頭筋、三角筋 　　　　　　肩甲骨／僧帽筋、大・小菱形筋
神経支配（P.44）	胸背神経（Ｃ６・７・８）、筋皮神経（Ｃ５・６）、腋窩神経（Ｃ５・６）、第XI脳神経(副神経)の脊髄部、頸神経前枝（Ｃ２・３・４）
注意（P.33）	（肩部）

第2章 タイマッサージ・ストレッチテクニック

4 座位のテクニック
Zai Technique

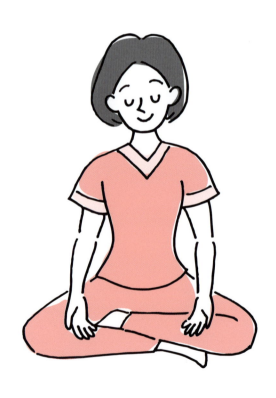

【基本的な座位の相手の開始肢位】

1 座位でのテクニックの特徴

座位（ざい）……座った姿勢のこと

タイマッサージでの座位は、ほとんどの場合施術の最後に行います。圧迫やストレッチなどの施術後、十分にほぐれた状態でストレッチするので、よりダイナミックなテクニックを無理なく行うことができます。特に、全身を大きく動かすアクロバティックなテクニックは、正にタイマッサージの真骨頂と言っても過言ではありません。

けれども、そのアクロバティックなテクニックは、適切な体重移動と梃子の原理を理解し、しっかりと安定して行わなければ、相手にケガを負わせてしまうことがあるだけでなく、施術者にも大きな身体の負担をかけることになります。あなたに相手が安心して身体を預けられるように安定してできるようになるまで、特に練習を重ねてから行うようにしてください。

この座位のテクニックを施術の最後に行う場合は、"今日たくさん圧迫した箇所"をストレッチするように選ぶのも良いでしょう。揉み返しを防ぐ、もしくは軽減する効果も期待できます。

2 注意点

特別な指示がない場合は、ほとんどが胡坐（あぐら）になります。
胡坐をかけない相手の際は無理をさせないよう、脚を前に伸ばして膝を少し曲げて座ってもらうか、正座や薄いクッションを敷くなどして負担を軽減するようにしましょう。

また、腰部を大きく反らせるテクニックは、ヘルニアなどの腰痛を患っている相手には行わないか、それらの手技を行っても良いかどうかを必ず確認し、相手に恐怖感がある場合には無理をして行わないようにしましょう。

第2章 タイマッサージ・ストレッチテクニック

151 座位 アームチェア
[上腕二頭筋のストレッチ]

【難易度】● ○ ○ 　【危険度】💣 ○ ○ 　【柔軟性】普通

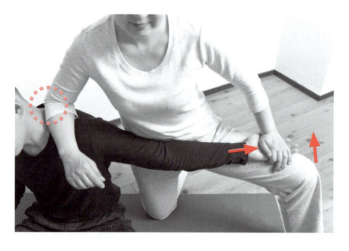

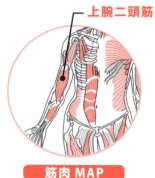

上腕二頭筋

筋肉 MAP

START

●相手の開始肢位：座位

●自分のポジション：
1）相手の左後方で片膝立ちし、左大腿に相手の左手背を掌を上にしておく
2）左手掌同士を合わせ、右前腕近位部を相手の首に近い左肩に乗せる

ワンポイント！
自分の左足は外に開きやすいように始めから少し遠くに着いておくとスムーズです

●ストレッチ法：
1）以下の動作を同時に行う
　①右前腕近位部で、相手の左肩を床方向に圧迫する
　②左膝を少し外に開き、相手の左腕を軽く引く
2）元に戻す

効果・効能	肘部の疲労回復に役立つ
作用する 骨格・関節／筋肉	【ストレッチ】肘関節／上腕二頭筋、腕橈骨筋、円回内筋
神経支配（P.44）	筋皮神経（C5・6）、橈骨神経（C5・6）、正中神経（C6・7）

152 座位

背中かゆい
[三角筋のストレッチ]

【難易度】　【危険度】　【柔軟度】身体が硬い人にはやりづらい

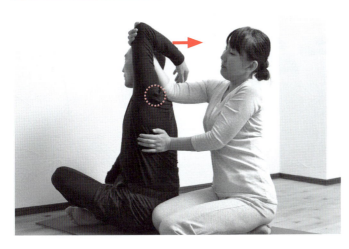

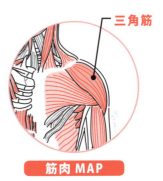

三角筋

筋肉MAP

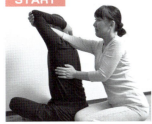

START

ワンポイント！
相手は顎を上げて上体を反らせるように

●**相手の開始肢位**：座位

●**自分のポジション**：
1) 相手の後方で、斜め45度の角度で正座になる
2) 右肘を相手の左肩甲骨上角横にあて、右手で相手の左上腕遠位部をつかむ
3) 左手掌を相手の左肩甲骨の下方にあてる

●**ストレッチ法**：
1) 以下の動作を同時に行う
　①右肘を支点に、相手の上体を反らせるように相手の左肘を後方へ引く
　②左手掌で相手の背部を前方へ圧す
2) 元にもどす
3) 左手掌の位置を背部から腰部の間で何か所か変え、同様に行う　　4) 元にもどす

効果・効能	肩関節の柔軟性の向上に役立つ （例）クロールの腕の動きがスムーズになる
作用する 骨格・関節／筋肉	【ストレッチ】肩関節／三角筋、広背筋、大円筋 【圧迫】僧帽筋、広背筋
神経支配（P.44）	腋窩神経（C5・6）、胸背神経（C6・7・8）、下肩甲下神経（C5・6・7）

153 座位

ピッチング
[三角筋のストレッチ]

【難易度】 　【危険度】 　【柔軟度】 普通

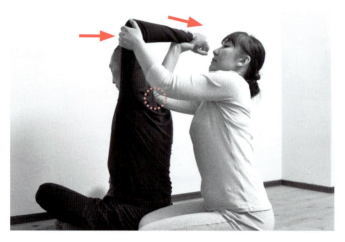

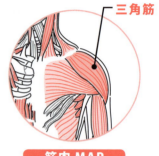
三角筋
筋肉 MAP

START

● **相手の開始肢位**：座位

● **自分のポジション**：
1) 相手の後方で、斜め 45 度の角度で正座になる
2) 右肘を相手の左肩甲骨上角横にあて
   右手で相手の左前腕遠位部をつかむ
3) 左手を相手の上腕遠位部に添える

● **ストレッチ法**：
1) 以下の動作を同時に行う
   ①右肘を支点に、両手で相手の左上腕が床と垂直になる
   　ように後方へ引きよせる
   ②右肘で左肩甲骨上角横を圧迫する
2) 元にもどす
3) 右肘の位置を左肩甲骨内側縁横で何か所か変えて、
   同様に行う
4) 元にもどす

ワンポイント！
自分の右肘にかかる圧の向きは肩関節（肩甲上腕関節）に向かって

効果・効能	肩関節の柔軟性の向上に役立つ
作用する 骨格・関節／筋肉	【ストレッチ】肩関節／三角筋、広背筋、大円筋 【圧迫】僧帽筋、大小菱形筋
神経支配（P.44）	腋窩神経（Ｃ５・６）、胸背神経（Ｃ６・７・８）、 下肩甲下神経（Ｃ５・６・７）

154 座位 献上
[三角筋のストレッチ]

【難易度】●●○　【危険度】💣○○　【柔軟度】普通

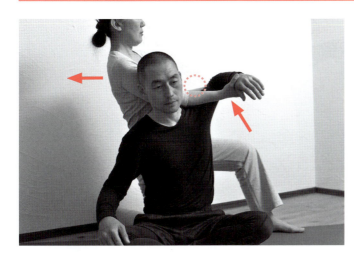
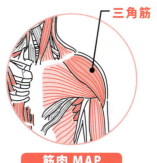
筋肉 MAP／三角筋

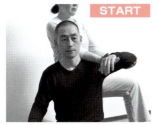
START

●**相手の開始肢位**：座位

●**自分のポジション**：
1) 相手の後方で片膝立ちになり、右手で相手の左手を持つ
2) 左手で相手の左肘を下から支える
3) 右前腕近位部を相手の首に近い左肩に置く

●**ストレッチ法**：
1) 右前腕近位部を支点にして、上半身を左に捻り、相手の左肘を後方に引く
2) 左手で相手の左肘を上方にあげる
3) 元に戻す

ワンポイント！
相手の腕と自分の前腕できれいな三角形ができると安定します

効果・効能	肩関節の調整に役立つ
作用する骨格・関節／筋肉	【ストレッチ】肩関節／三角筋、大胸筋、広背筋
神経支配（P.44）	腋窩神経（Ｃ５・６）、外側・内側胸筋神経（Ｃ５・６・７・８、Ｔ１）、胸背神経（Ｃ６・７・８）

第2章　タイマッサージ・ストレッチテクニック

155 座位 くぎ抜き
[広背筋のストレッチ]

【難易度】　【危険度】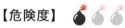　【柔軟度】普通

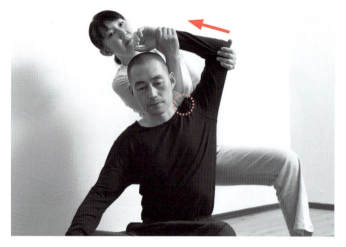

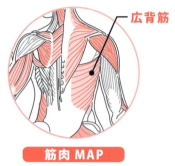

広背筋

筋肉 MAP

START

●**相手の開始肢位**：座位

●**自分のポジション**：
1）相手の後方で片膝立ちになり、右手で相手の左手を持つ
2）左手で相手の左肘を下から支える
3）右肘を相手の左肩に置く

●**ストレッチ法**：
1）右肘を支点に右手を引きながら、相手の左肘を上方へ引き上げる
2）元に戻す

ワンポイント！
自分の肘に少し体重を乗せるようにすると安定します

効果・効能	肩関節の柔軟性の向上に役立つ　（例）背中が洗いやすくなる
作用する骨格・関節／筋肉	【ストレッチ】肩関節／広背筋、大円筋、大胸筋　肩甲骨／大・小菱形筋 【圧迫】僧帽筋
神経支配（P.44）	胸背神経（C6・7・8）、下肩甲下神経（C5・6・7）、 外側・内側胸筋神経（C5・6・7・8、T1）、 第XI脳神経(副神経)の脊髄部、頸神経前枝（C2・3・4）

156 座位

弓道
[広背筋のストレッチ]

【難易度】　【危険度】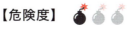　【柔軟度】普通

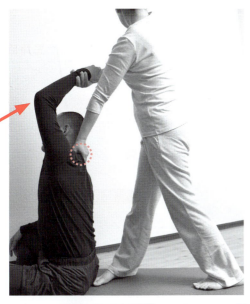

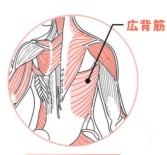

筋肉MAP

ワンポイント!
相手が小柄で自分が大きい場合は片膝立ちで行っても良い

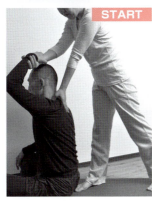

START

● **相手の開始肢位**：座位

● **自分のポジション**：
1) 相手の右後方に立つ
2) 右手首と相手の左手首をお互い握りあう
3) 左母指を相手の左肩に置く

● **ストレッチ法**：
1) 左母指で相手の左肩を固定したまま、上体を右に捻り、相手の左手をやや後方へ引く
2) 元に戻す

効果・効能	肩関節の柔軟性の向上に役立つ
作用する 骨格・関節／筋肉	【ストレッチ】肩関節／広背筋、上腕三頭筋、大円筋 【圧迫】僧帽筋
神経支配（P.44）	胸背神経（Ｃ6・7・8）、橈骨神経（Ｃ6・7・8、Ｔ1）、 下肩甲下神経（Ｃ5・6・7）

157 座位 夫婦喧嘩
[三角筋のストレッチ]

【難易度】●○○　【危険度】●○○　【柔軟度】普通

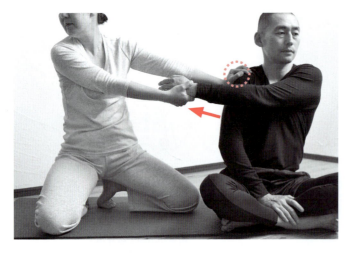
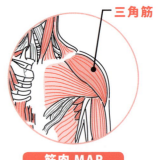

筋肉MAP / 三角筋

START

●**相手の開始肢位**：座位

●**自分のポジション**：
1) 相手の右側方で、爪先立ちで踵の上に腰をおろし、両膝を開いて床につく
2) 右手で相手の左手首を持ち、左手を相手の右肩に置く

●**ストレッチ法**：
1) 相手の右肩が動かないよう左手で固定し右肘関節を伸展させたまま相手の左手を引く
2) 元にもどす

ワンポイント！
左腕を突っ張って、相手の脊柱がブレないように引きましょう

効果・効能	肩部の緊張緩和に役立つ
作用する骨格・関節／筋肉	【ストレッチ】肩関節／三角筋　肩甲骨／僧帽筋、大・小菱形筋
神経支配（P.44）	腋窩神経（C５・６）、第XI脳神経(副神経)の脊髄部、頚神経前枝（C２・３・４）

158 座位 手を持って、てへっ
[広背筋のストレッチ]

【難易度】　【危険度】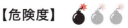　【柔軟度】　普通

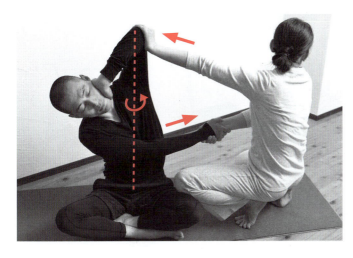

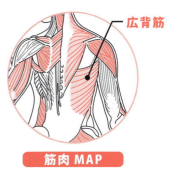

広背筋

筋肉 MAP

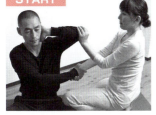

START

● **相手の開始肢位**：座位（左手掌を左頬にあてる）

● **自分のポジション**：
1) 相手の左側方で、爪先立ちで踵の上に腰をおろし右膝を床につき、左膝を相手の左大腿に軽く置く
2) 左手で相手の左肘を支える
3) 右手根同士を握りあう

ワンポイント！
自分の上体も同時に捻りながら行いましょう

● **ストレッチ法**：
1) 以下の動作を同時に行う
　①左肘関節を伸展させながら、相手の左肘を上方に押し上げて、相手の左肘が相手の仙骨の真上になるようにする
　②右手で相手の右腕を引く
2) 元に戻す

効果・効能	背部・肩部の疲労回復に役立つ
作用する骨格・関節／筋肉	【ストレッチ】肩関節／広背筋、大円筋、三角筋
神経支配（P.44）	胸背神経（Ｃ６・７・８）、下肩甲下神経（Ｃ５・６・７）、腋窩神経（Ｃ５・６）

第2章　タイマッサージ・ストレッチ テクニック

159 座位 肩を持って、てへっ
[広背筋のストレッチ]

【難易度】　【危険度】　【柔軟度】身体が硬い人にはやりづらい

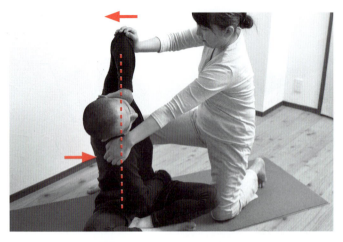

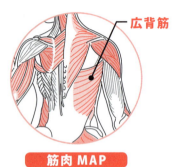

筋肉 MAP　広背筋

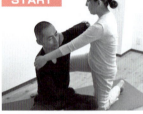

START

ワンポイント！
相手の肩と自分の肩が平行に移動して行くように意識すると安定します

- **相手の開始肢位**：座位
  （左手掌を左頬にあて、右手を左大腿に置く）
- **自分のポジション**：
  1）相手の左側方で片膝立ちになる
  2）右手で相手の左肘を支える
  3）左手を相手の右肩にあてる
- **ストレッチ法**：
  1）以下の動きを同時に行う
    ①右肘関節を伸展させながら相手の左肘を上方へ押し上げ、相手の左肘が相手の仙骨の真上になるようにする
    ②相手の左肘から仙骨への直線（垂直のまま）を軸にして、左肘関節を伸展させながら、左手で相手の右肩を手前に引き、相手の上体を捻る
  2）元にもどす

効果・効能	背部・胸部の不快感の軽減に役立つ
作用する骨格・関節／筋肉	【ストレッチ】肩関節／広背筋、大円筋、三角筋　脊柱／内・外腹斜筋
神経支配（P.44）	胸背神経（Ｃ６・７・８）、下肩甲下神経（Ｃ５・６・７）、腋窩神経（Ｃ５・６）、肋間神経、腸骨下腹神経、腸骨鼡径神経（［Ｔ５・６］、Ｔ７－１２、Ｌ１）

160 座位 イヤイヤ
[僧帽筋のストレッチ]

【難易度】　【危険度】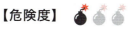　【柔軟度】 普通

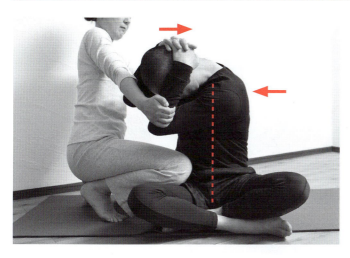

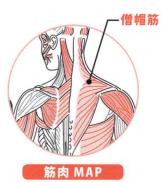

筋肉MAP　僧帽筋

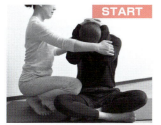

START

●**相手の開始肢位：** 座位（頭の後方で両手を組み下を向く）

●**自分のポジション：**
1) 相手の右側方で、爪先立ちで踵の上に腰をおろし、左膝を床につき、右膝を相手の右大腿に軽く置く
2) 左手を相手の右肩に置き、右手で相手の左肘をつかむ

●**ストレッチ法：**
1) 以下の動作を同時に行い、相手の上体を右に捻る
　①左手で相手の右肩を押す
　②右手で相手の左肘を手前に引く
2) 元にもどる

ワンポイント！
相手の脊柱の軸がブレないように捻りましょう

効果・効能	背部の疲労回復に役立つ
作用する骨格・関節／筋肉	【ストレッチ】肩甲骨／僧帽筋、大・小菱形筋　脊柱／内・外腹斜筋
神経支配（P.44）	第XI脳神経(副神経)の脊髄部、頚神経前枝（C2・3・4）、肋間神経、腸骨下腹神経、腸骨鼡径神経（[T5・6]、T7−12、L1）
注意（P.33）	（腰部）（高齢者）

第2章 タイマッサージ・ストレッチ テクニック

227

161 座位

やっこ凧
[腹斜筋のストレッチ]

【難易度】　【危険度】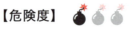　【柔軟度】　普通

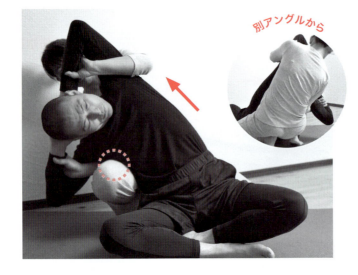

別アングルから

腹斜筋

筋肉MAP

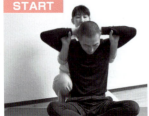

START

ワンポイント！
相手の浮遊肋骨が大腿部に強く当たらないように注意！

● **相手の開始肢位**：座位（頭の後方で両手を組む）

● **自分のポジション**：
1）相手の後方で爪先立ちで踵に腰をおろし、左膝を床につく
2）両手を相手の腋窩より差し入れ、相手の前腕をつかむ

● **ストレッチ法**：
1）右大腿に相手の胸郭外側を寄りかからせるようにし、相手の上体を右に倒す
2）元にもどす

効果・効能	腰部・胸部の緊張緩和に役立つ　（例）デスクワーク後の気分転換になる
作用する 骨格・関節／筋肉	【ストレッチ】脊柱／内・外腹斜筋、腰方形筋　肩関節／広背筋
神経支配（P.44）	肋間神経、腸骨下腹神経、腸骨鼠径神経（[T5・6]、T7－12、L1）、腰神経叢（T12、L1・2・3）、胸背神経（C6・7・8）

162 座位

パニック！！
[菱形筋のストレッチ]

| 【難易度】 | 【危険度】 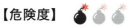 | 【柔軟度】 普通 |

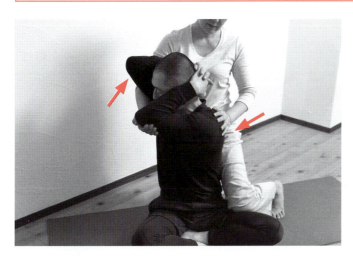

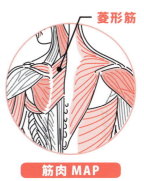

筋肉MAP

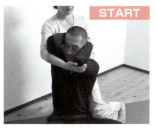

START

● **相手の開始肢位**：座位
（頭の後方で両手を組み、顔は正面を向く）

● **自分のポジション**：
1) 相手の後方で膝立ちになり、左膝を相手の左大腿近位部に軽く置く
2) 左手を相手の左肩甲骨にあて、右手で前から相手の左肘を持つ

ワンポイント！
相手の脊柱は床から
垂直に保つこと

● **ストレッチ法**：
1) 以下の動作を同時に行い、相手の上体を右へ捻る
①左手で相手の左肩甲骨を押す
②右手で相手の左肘を手前に引く
2) 元に戻す

効果・効能	脊柱の調整に役立つ
作用する骨格・関節／筋肉	【ストレッチ】肩甲骨／大・小菱形筋、僧帽筋　脊柱／内・外腹斜筋
神経支配（P.44）	第XI脳神経(副神経)の脊髄部、頚神経前枝（C２・３・４）、肋間神経、腸骨下腹神経、腸骨鼡径神経（[T５・６]、T７－１２、L１）
注意（P.33）	（腰部）（高齢者）

第2章 タイマッサージ・ストレッチ テクニック

163 座位 鳩のポーズ
[大胸筋のストレッチ]

【難易度】　【危険度】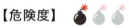　【柔軟度】 普通

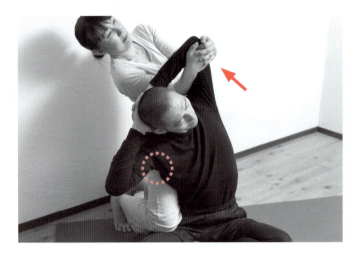

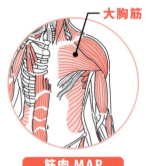

大胸筋

筋肉 MAP

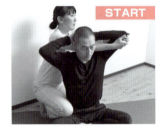

START

● **相手の開始肢位**：座位（頭の後方で両手を組む）

● **自分のポジション**：
1) 相手の後方で、爪先立ちで踵の上に腰をおろし左膝は床につき、右膝を相手の右大腿に軽く置く
2) 相手の左前腕の下から右手を差し入れて、相手の左肘を包むように左手を添える

● **ストレッチ法**：
1) 腰を上げて、右腸骨を相手の右肩甲部にあて、顎の方向に相手の肘を近づける
2) 元に戻す

ワンポイント!
相手の胸を開くように意識して行いましょう

効果・効能	胸部の疲労回復に役立つ
作用する骨格・関節／筋肉	【ストレッチ】肩関節／大胸筋、三角筋
神経支配（P.44）	外側・内側胸筋神経（C５・６・７・８、T１）、腋窩神経（C５・６）

164 座位 コーヒーミル
[腹斜筋のストレッチ]

【難易度】　【危険度】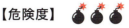　【柔軟度】　普通

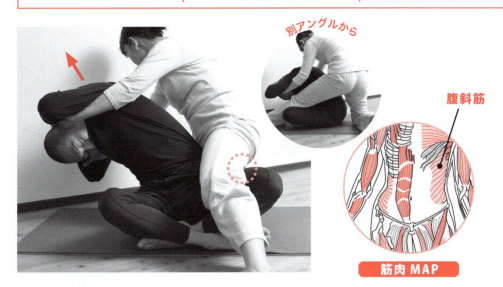

別アングルから

腹斜筋

筋肉 MAP

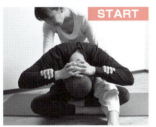
START

● **相手の開始肢位**：座位（頭の後方で両手を組む）

● **自分のポジション**：
1）相手の後方で片膝立ちし、左脚の膝関節を伸展させて、大腿遠位部を相手の左大腿にのせる
2）両手を相手の腋窩より差し入れ相手の前腕をつかみ、左足に体重をかけて相手の上体を前傾させる

ワンポイント!
相手の身体が硬い時は、はじめから相手の左肘を高めにして回旋させましょう

● **ストレッチ法**：
1）右脚に体重を移動しながら、床から相手の両肘までの高さを一定に保ったまま、相手の上体を右へ回旋させる
2）最後に左大腿遠位部を支点に、相手の上体を左に捻る
3）元にもどす

効果・効能	脊柱の調整に役立つ
作用する 骨格・関節／筋肉	【ストレッチ】脊柱／内・外腹斜筋、多裂筋、回旋筋
神経支配（P.44）	肋間神経、腸骨下腹神経、腸骨鼡径神経（[T 5・6]、T 7 － 12、L 1 ）、脊髄神経
注意（P.33）	（腰部）（高齢者）

第2章 タイマッサージ・ストレッチテクニック

165 座位 大きな巻き鍵
[腹斜筋のストレッチ]

【難易度】 | 【危険度】 | 【柔軟度】普通

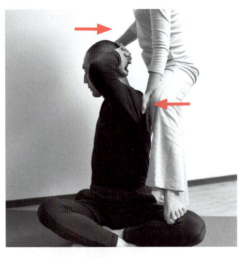

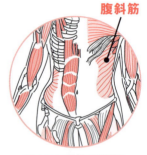

筋肉MAP

ワンポイント！
脊柱を軸にして、軸がぶれないように

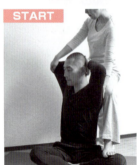

START

●**相手の開始肢位**：座位（頭の後方で手を組む）

●**自分のポジション**：
1) 相手の後方で立ち、右足内側を相手の骨盤と平行に置き、
   左足を相手の左大腿部に軽く乗せる
2) 右手は前方から相手の右肘内側に添え、
   左手掌を相手の左肩甲骨にあてる
3) 左手背に左膝内側をあてる

●**ストレッチ法**：
1) 以下の動作を同時に行い、相手の上体を右に捻る
   ①左膝で相手の左肩甲骨を押す
   ②右手で相手の右肘を手前に引く
2) 元に戻す

効果・効能	胸部・背部の不快感の軽減に役立つ
作用する 骨格・関節／筋肉	【ストレッチ】脊柱／内・外腹斜筋、多裂筋、回旋筋 　　　　　　　肩関節／三角筋、大胸筋
神経支配（P.44）	肋間神経、腸骨下腹神経、腸骨鼠径神経（［Ｔ５・６］、Ｔ７－１２、Ｌ１）、脊髄神経、腋窩神経（Ｃ５・６）、外側・内側胸筋神経（Ｃ５・６・７・８、Ｔ１）

166 座位

がっくし
[僧帽筋のストレッチ]

【難易度】　【危険度】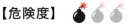　【柔軟度】　普通

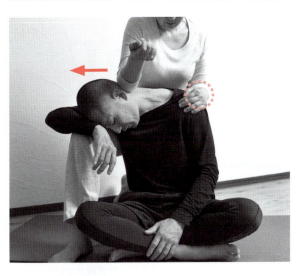

僧帽筋

筋肉 MAP

ワンポイント！
右前腕で圧迫しすぎないように気をつけて

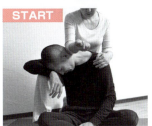
START

●**相手の開始肢位**：座位

●**自分のポジション**：
1) 相手の右後方で片膝立ちし、相手の右肘関節を屈曲させて、右大腿に乗せる
2) 相手の額を右大腿に乗せる
3) 左手を相手の左肩に置き、右前腕近位部を相手の頚椎左外側　上部（風池のつぼ）にあてる

●**ストレッチ法**：
1) 以下の動作を同時に行う
　①左手で、相手の左肩が上がらないように押さえる
　②右前腕近位部で相手の頚椎左外側上部を斜め上に押し上げる
2) 元に戻す

効果・効能	頚部・肩上部の緊張緩和に役立つ
作用する 骨格・関節／筋肉	【ストレッチ】頚椎／僧帽筋、肩甲挙筋、頭板状筋
神経支配（P.44）	第XI脳神経(副神経)の脊髄部、頚神経前枝（C２・3・4）、頚髄神経（C３・4）、肩甲背神経（C４・5）、頚椎神経

第2章　タイマッサージ・ストレッチ　テクニック

167 座位 電車で居眠り
[僧帽筋のストレッチ]

【難易度】　【危険度】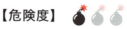　【柔軟度】 普通

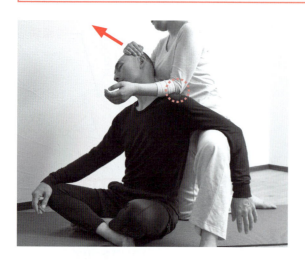

僧帽筋

筋肉 MAP

ワンポイント！
相手の頭を右に倒す際、相手の左肩が上がらないように、左前腕にかけた圧を一定に保ったまま行いましょう

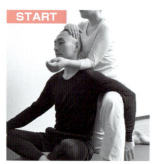
START

●相手の開始肢位：座位

●自分のポジション：
1）相手の後方で片膝立ちになる
2）左大腿に相手の左上腕をおき、左前腕近位部を相手の左肩の肩峰より内側に置く
3）右手掌を相手の左側頭にあてる

●ストレッチ法：
1）左前腕近位部で相手の左肩に床方向へ圧をかける
2）右手掌で相手の頭を右に倒す
3）元に戻す

効果・効能	頚部・肩上部の緊張緩和に役立つ　（例）振り向く動作がスムーズになる
作用する 骨格・関節／筋肉	【ストレッチ】頚椎／僧帽筋、肩甲挙筋、胸鎖乳突筋
神経支配（P.44）	第XI脳神経(副神経)の脊髄部、頚神経前枝（C2・3・4）、頚髄神経（C3・4）、肩甲背神経（C4・5）、副神経、頚神経叢（C [1]・2・3）
注意（P.33）	（高齢者）（頚部）

168 座位

ノギス（工具）
[僧帽筋のストレッチ]

【難易度】 　【危険度】 　【柔軟度】普通

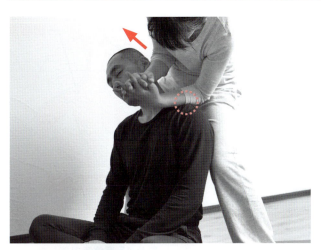

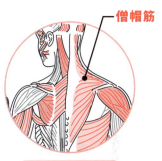

僧帽筋

筋肉 MAP

ワンポイント！
斜め45度位まで倒したら、角度を変えず肩から首を引き抜くように圧をかけるとしっかりストレッチできます

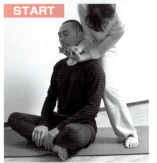

START

●**相手の開始肢位**：座位

●**自分のポジション**：
1) 相手の後方で脚を広げて立ち、両大腿内側で相手の上腕を軽く支える
2) 左前腕を相手の左肩の肩峰より内側に置き、右前腕を相手の首の上部左側面にあてる

●**ストレッチ法**：
1) 以下の動作を同時に行う
　①左前腕で相手の左肩が上がらないように押さえる
　②右前腕で相手の首の上部左側面を右に倒す
2) 元に戻す

効果・効能	頚部・肩上部の不快感の軽減に役立つ
作用する骨格・関節／筋肉	【ストレッチ】頚椎／僧帽筋、肩甲挙筋、斜角筋
神経支配（P.44）	第XI脳神経(副神経)の脊髄部、頚神経前枝（C2・3・4）、頚髄神経（C3・4）、肩甲背神経（C4・5）、頚神経前枝（C［3］・4－8）
注意（P.33）	（腰部）（高齢者）

第2章 タイマッサージ・ストレッチテクニック

235

169 座位 ワイヤーストリッパー（工具）
[僧帽筋のストレッチ]

【難易度】 　【危険度】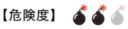 　【柔軟度】 普通

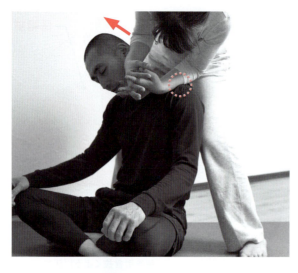

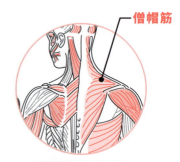

筋肉MAP / 僧帽筋

ワンポイント！
斜め45度位まで倒したら、角度を変えず肩から首を引き抜くように圧をかけるとしっかりストレッチできます

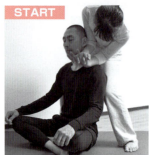
START

● **相手の開始肢位**：座位

● **自分のポジション**：
1) 相手の後方で脚を広げて立ち、両大腿内側で相手の上腕を軽く支える
2) 左前腕を相手の左肩より内側に置き、右前腕を相手の頸椎左外側上部（風池のつぼ）にあてる

● **ストレッチ法**：
1) 以下の動作を同時に行う
　①左前腕で相手の左肩が上がらないように押さえる
　②右前腕で相手の頸椎左外側上部を右斜め前方に倒す
2) 元に戻す

効果・効能	頸部の疲労回復に役立つ
作用する骨格・関節／筋肉	【ストレッチ】頸椎／僧帽筋、肩甲挙筋、頭板状筋
神経支配（P.44）	第XI脳神経（副神経）の脊髄部、頸神経前枝（C2・3・4）、頸髄神経（C3・4）、肩甲背神経（C4・5）、頸椎神経
注意（P.33）	（腰部）（高齢者）

170 座位

ごめんね
[僧帽筋のストレッチ]

【難易度】　【危険度】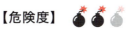　【柔軟度】　普通

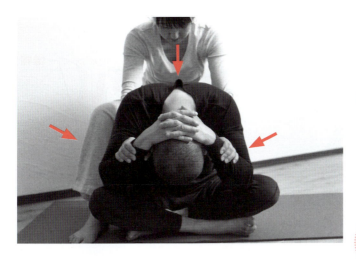

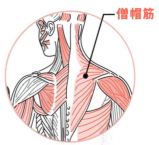

筋肉MAP

ワンポイント！
自分の肘を伸ばしていきながら、体重を右足に移動するように

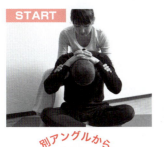

別アングルから

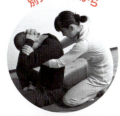

●**相手の開始肢位**：座位
（頭の後方で両手を組み、下を向く）

●**自分のポジション**：
1) 相手の後方で、片膝立ちになる
2) 相手の腋窩から腕を差し入れ、相手の前腕をつかむ

●**ストレッチ法**：
1) 以下の動作を同時に行う
　①上体を前傾し、肘関節を伸展させる
　②相手の上体を前傾させながら、相手の肘を下げる
2) 元に戻す

効果・効能	頚部の緊張緩和に役立つ
作用する 骨格・関節／筋肉	【ストレッチ】頚椎／僧帽筋、肩甲挙筋、頭板状筋
神経支配（P.44）	第XI脳神経(副神経)の脊髄部、頚神経前枝（C2・3・4）、頚髄神経（C3・4）、肩甲背神経（C4・5）、頚椎神経
注意（P.33）	（腰部）（高齢者）

171 座位
二人羽織
[僧帽筋のストレッチ]

【難易度】　【危険度】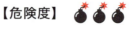　【柔軟度】　普通

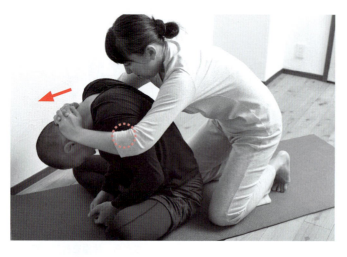

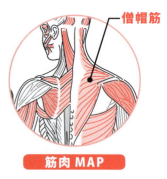

筋肉 MAP

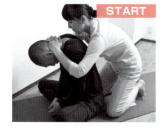
START

●**相手の開始肢位**：座位（下を向く）

●**自分のポジション**：
1) 相手の後方で、爪先立ちで踵の上に腰をおろし、膝を開いて床につく
2) 両肘の間に、相手の両上腕近位部を挟み、相手の首の後方で手を組む

ワンポイント！
相手の両肩を上に寄せて上げるように挟むと安定します

●**ストレッチ法**：
1) 以下の動作を同時に行う
　①相手の両肩を寄せるようにしながら、肘関節を伸展させる
　②相手の上体を前傾させながら、相手の首も屈曲させる
2) 元にもどす

効果・効能	背部・頚部の疲労回復に役立つ
作用する骨格・関節／筋肉	【ストレッチ】頚椎／僧帽筋、肩甲挙筋、頭板状筋
神経支配（P.44）	第XI脳神経(副神経)の脊髄部、頚神経前枝（C2・3・4）、頚髄神経（C3・4）、肩甲背神経（C4・5）、頚椎神経
注意（P.33）	（腰部）（高齢者）

172 座位 ロボットダンス
[僧帽筋のストレッチ]

【難易度】 🍎🍎🍎 | 【危険度】 💣💣💣 | 【柔軟度】 普通

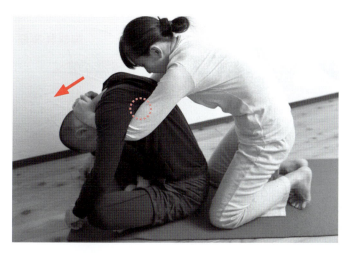

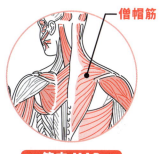

僧帽筋

筋肉MAP

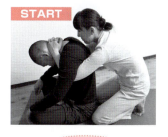

START

●**相手の開始肢位**：座位（下を向く）

●**自分のポジション**：
1）相手の後方で、爪先立ちで踵の上に腰をおろし、膝を開いて床につく
2）相手の腋窩から腕を差し入れ、相手の首の後方で手を組む

●**ストレッチ法**：
1）以下の動作を同時に行う
　①相手の両肩甲骨をやや寄せるようにしながら肘関節を伸展させる
　②相手の上体を前傾させながら、相手の首も屈曲させる
2）元へ戻す

ワンポイント！
ストレッチ時、自分の背中も少しずつ丸めるように

効果・効能	頚部・背部の不快感の軽減に役立つ　（例）重い荷物を背負った後に行うとよい
作用する骨格・関節／筋肉	【ストレッチ】頚椎／僧帽筋、肩甲挙筋、頭板状筋 　　　　　　　肩甲骨／前鋸筋、小胸筋
神経支配（P.44）	第XI脳神経(副神経)の脊髄部、頚神経前枝（C2・3・4）、頚髄神経（C3・4）、肩甲背神経（C4・5）、頚椎神経、長胸神経（C5・6・7・8）、内側胸筋神経・外側胸筋神経との交通枝からのびる線維（C [6]・7・8・T1）
備考（P.33）	（腰部）（高齢者）

第2章 タイマッサージ・ストレッチテクニック

173 座位 レシーブ
[胸鎖乳突筋のストレッチ]

【難易度】　【危険度】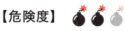　【柔軟度】普通

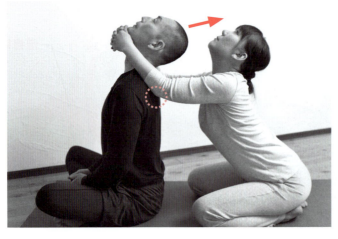

胸鎖乳突筋

筋肉 MAP

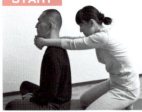
START

ワンポイント！
相手が自分よりも長身の場合は、爪先立ちのまま行ってもよい

●**相手の開始肢位**：座位
●**自分のポジション**：
1) 相手の後方で、爪先立ちで踵の上に腰をおろし、膝を開いて床につく
2) 相手の肩に前腕を置き、相手の下顎底に母指をあて、四指を軽く組む

●**ストレッチ法**：
1) 以下の動作を同時に行う
   ①正座になって上体を反り、顔を上方に向ける
   ②相手の肩上部に置いた前腕を軸にして、肘関節を屈曲させて相手の下顎底を押し上げ、相手の胸を反らせるようにしながら相手の顔を上方に向けてゆく
2) 元にもどす

効果・効能	頚部の疲労回復に役立つ （例）じっくりと星を見あげられるようになる
作用する 骨格・関節／筋肉	【ストレッチ】頚椎／胸鎖乳突筋、前斜角筋
神経支配（P.44）	副神経、頚神経叢（C［1］・2・3）、頚神経前枝（C［3］・4－8）
注意（P.33）	（腰部）（頚部）

174 座位 座位のハンマーロック（レスリング）
[棘下筋のストレッチ]

【難易度】🍎🍎🍎 ｜ 【危険度】💣💣💣 ｜ 【柔軟度】 普通

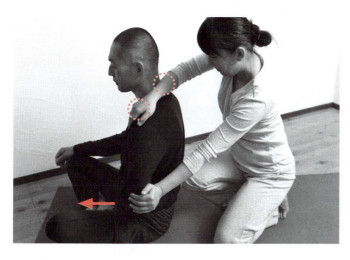

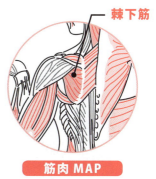

棘下筋

筋肉 MAP

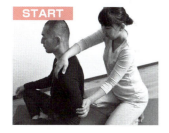

START

● **相手の開始肢位**：座位

● **自分のポジション**：
1) 相手の後方で爪先立ちで踵の上に腰をおろし、左膝を床につく
2) 相手の左肘関節を屈曲させ、相手の左手背を左腰部にあてる
3) 右膝を相手の左手掌にあて、左手で相手の左肘部にあてる
4) 右手掌を相手の左肩に前から添え、右前腕で相手の首を支える

ワンポイント！
右手と前腕で相手の左肩と頚部をつっかえ棒のようにロックすると安定します

● **ストレッチ法**：
1) 相手の左肩と左手掌を固定させたまま、左手で相手の左肘を前方に押す
2) 元にもどす

効果・効能	肩関節の調整に役立つ
作用する骨格・関節／筋肉	【ストレッチ】肩関節／棘下筋、三角筋、小円筋
神経支配（P.44）	肩甲上神経（C [4]・5・6）、腋窩神経（C 5・6）、内側胸筋神経・外側胸筋神経との交通枝からのびる線維（C [6]・7・8・T 1）

第2章 タイマッサージ・ストレッチテクニック

175 座位 ネックツイスト
[胸鎖乳突筋のストレッチ]

【難易度】 　【危険度】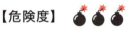 　【柔軟度】 普通

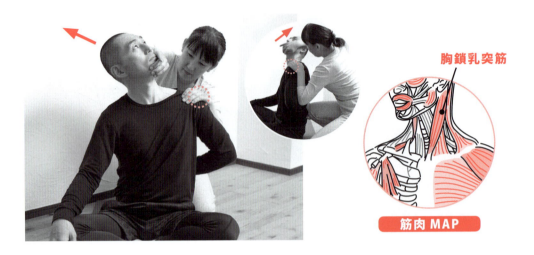

筋肉MAP

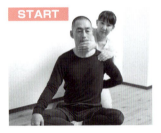
START

ワンポイント！
首を少し倒したら、肩から首を斜めに引き離すようにするとしっかり伸ばすことができます

● **相手の開始肢位**：座位

● **自分のポジション**：
1) 相手の後方で、爪先立ちで踵の上に腰をおろし、左膝を床につく
2) 相手の左肘関節を屈曲させ、相手の左手背を腰部にあてる
3) 右膝を相手の左手掌にあて、左手掌を相手の左肩に置く
4) 右前腕を相手の左側頭にあて、右手で相手の顎をつかむ

● **ストレッチ法**：
1) 相手の左肩を固定させたまま、右手と右前腕で相手のあごをやや上げ頭を右に倒す
2) 元にもどす

効果・効能	頚椎の調整に役立つ
作用する骨格・関節／筋肉	【ストレッチ】頚椎／胸鎖乳突筋、前斜角筋、僧帽筋
神経支配（P.44）	副神経、頚神経叢（C［1］・2・3）、頚神経前枝（C［3］・4－8）、第XI脳神経(副神経)の脊髄部、頚神経前枝（C2・3・4）
注意（P.33）	（腰部）（頚部）（高齢者）（クッション）

176 座位

OK!
[僧帽筋・三角筋のストレッチ]

【難易度】　　【危険度】　　【柔軟度】普通

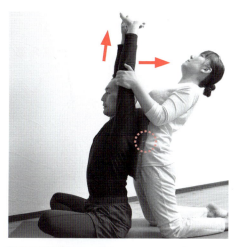

START

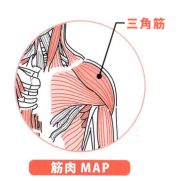

三角筋

筋肉 MAP

● **相手の開始肢位**：座位（両手を組む）

● **自分のポジション**：
1) 相手の後方で、相手との間にクッションを挟み両膝立ちになる
2) 相手の腕を持ち、前方に伸ばす

● **ストレッチ法**：
1) 相手に息を吸ってもらいながら、相手の肘関節を屈曲させ、相手の掌を顎の下に引き寄せる
2) 息を吐いてもらいながら、組んだ相手の手掌を下から返し、腕を前方へ伸ばし、同時に相手の背を丸めてもらう
3) 息を吸ってもらいながら、相手の腕を上方へ引き上げる
4) 相手の腕を後方へ引き、腹部で相手の背部を前方に押し出しながら相手の上体を反らせる
5) 静止
6) 腕を下ろす

ワンポイント！
呼吸はできる限り
ゆっくりしながら
行いましょう

効果・効能	中枢神経系の鎮静（リラックス）を促す　（例）呼吸がしやすくなる
作用する 骨格・関節／筋肉	【ストレッチ2】肩甲骨／僧帽筋、大・小菱形筋 【ストレッチ4】肩関節／三角筋、広背筋
神経支配（P.44）	【ストレッチ2】第XI脳神経(副神経)の脊髄部、頚神経前枝（C2・3・4） 【ストレッチ4】腋窩神経（C5・6）、胸背神経（C6・7・8）
注意（P.33）	（クッション）

第2章　タイマッサージ・ストレッチ テクニック

177 座位

のびのび
[三角筋のストレッチ]

| 【難易度】 | 【危険度】 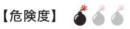 | 【柔軟度】 普通 |

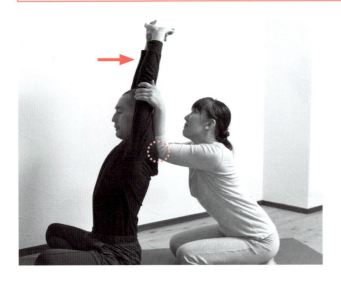

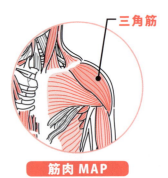

筋肉MAP ／ 三角筋

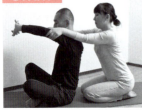
START

●**相手の開始肢位**：座位
（両手を組み、掌を返して前方に伸ばす）

●**自分のポジション**：
1) 相手の後方で、正座になる
2) 相手の両上腕遠位部を持ち、前腕を相手の上腕の上に沿わせる

●**ストレッチ法**：
1) 肘関節を屈曲させて、相手の両腕を上方に上げる
2) 元にもどす

ワンポイント！
自分の上体を相手と一緒に反らせるようにするのがコツ

効果・効能	肩部の疲労回復に役立つ
作用する骨格・関節／筋肉	【ストレッチ】肩関節／三角筋、広背筋　肩甲骨／前鋸筋
神経支配（P.44）	腋窩神経（C5・6）、胸背神経（C6・7・8）、長胸神経（C5・6・7・8）

178 座位

座位の挙手
[三角筋のストレッチ]

【難易度】 　【危険度】 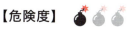　【柔軟度】 普通

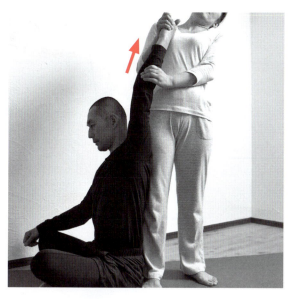

三角筋

筋肉MAP

ワンポイント！
相手の左手と腕をつかむ
手が痛くないように気を
付けて

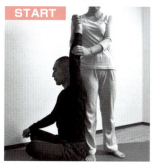

●**相手の開始肢位**：座位

●**自分のポジション**：
1) 相手の後方で左を向いて立ち、右手で相手の左手を握り、左手で相手の左前腕近位部をつかむ
2) 右脚外側を相手の左背部にあてる

●**ストレッチ法**：
1) 右脚に相手を寄りかからせたまま相手の左背部を支点に、相手の左腕を上方へ引き上げる
2) 元に戻す

効果・効能	腋窩部のリンパ液の循環を促進する
作用する骨格・関節／筋肉	【ストレッチ】肩関節／三角筋、広背筋　肩甲骨／大・小菱形筋
神経支配（P.44）	腋窩神経（C５・６）、胸背神経（C６・７・８）、第XI脳神経(副神経)の脊髄部、頸神経前枝（C２・３・４）
注意（P.33）	（クッション）

第2章 タイマッサージ・ストレッチテクニック

179 座位 お買い物
[三角筋のストレッチ]

【難易度】 　【危険度】 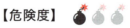　【柔軟度】 普通

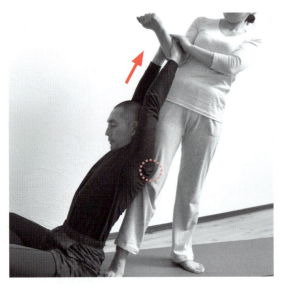

筋肉MAP 三角筋

ワンポイント！
相手の殿部が床から離れない程度で十分です

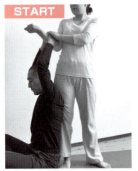

●**相手の開始肢位**：座位

●**自分のポジション**：
1) 相手の後方に立ち、脚部外側を相手の背部にあてる
2) 相手に両手を組んでもらい、
   前腕近位部に相手の組んだ手をひっかける

●**ストレッチ法**：
1) 脚に相手を寄りかからせたまま体重を反対脚へ移動し
   相手の両腕を引き上げる
2) 元に戻す

効果・効能	腋窩部のリンパ液の循環を促進する
作用する骨格・関節／筋肉	【ストレッチ】肩関節／三角筋、広背筋　肩甲骨／大・小菱形筋
神経支配（P.44）	腋窩神経（C5・6）、胸背神経（C6・7・8）、第XI脳神経(副神経)の脊髄部、頚神経前枝（C2・3・4）
類似	肩に相手の組んだ手をかけて、同様に行うこともできる
注意（P.33）	（クッション）

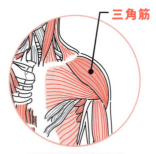

180 座位 犬猫の伸び
[腹直筋のストレッチ]

【難易度】　【危険度】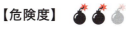　【柔軟度】普通

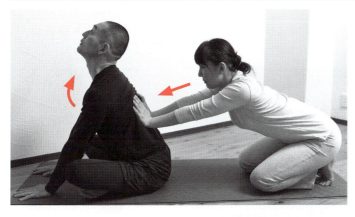

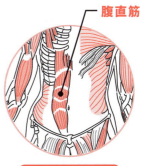

筋肉MAP　腹直筋

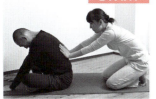

START

● **相手の開始肢位**：座位
（両手掌を床に置き、下を向く）

● **自分のポジション**：
1）相手の後方で爪先立ちで踵の上に腰をおろし、両膝を床につく
2）両手掌を相手の腰にあてる

● **ストレッチ法**：
1）合図で、「手掌を動かさず」「肘を伸展させたまま」「上体を反らしながら顔を上げる」よう相手に指示しておく
2）合図の声をかけて両手掌で相手の腰を相手の手の方向に圧す
3）元に戻す
4）両手掌の位置を、相手の肩甲骨下くらいの間で何か所か変え、同様に行う
5）元に戻す

ワンポイント！
相手が上体を反らせる時に息を吸ってもらうと尚良い

効果・効能	上半身の緊張緩和に役立つ　（例）深い呼吸がしやすくなる 運動後のクールダウンに役立つ
作用する 骨格・関節／筋肉	【ストレッチ】脊柱／腹直筋、内・外腹斜筋 　　　　　　頸椎／胸鎖乳突筋、前斜角筋　肋椎関節／内・外肋間筋
神経支配（P.44）	肋間神経（T5・6、T7−12）、 腸骨下腹神経、腸骨鼡径神経（[T5・6]、T7−12、L1）、 副神経、頸神経叢（C[1]・2・3）、頸神経前枝（C[3]・4−8）
注意（P.33）	（腰部）

181 座位 礼拝
[大殿筋のストレッチ]

【難易度】● ○ ○ 　【危険度】💣 ○ ○ 　【柔軟度】身体が硬い人にはやりづらい

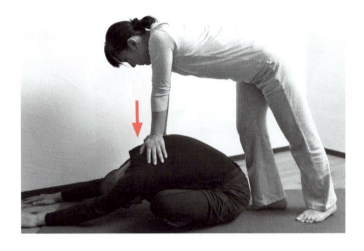

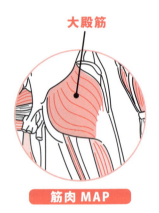

大殿筋

筋肉 MAP

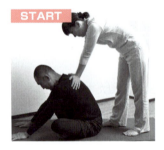

START

●**相手の開始肢位**：座位（両手を前方に出す）

●**自分のポジション**：
1) 相手の後方に立つ
2) 相手の肩甲骨に両手掌を置き、片足を前に出す

●**ストレッチ法**：
1) 前に出した脚の膝関節を屈曲させ、相手の上体を床方向に圧し、相手を前屈させる
2) 元にもどす

ワンポイント!
手掌にしっかり体重をのせましょう

効果・効能	股関節の動きをなめらかにする
作用する骨格・関節／筋肉	【ストレッチ】股関節／大殿筋、梨状筋、中殿筋
神経支配（P.44）	下殿神経（L5、S1・2）、仙骨神経叢（L [5]、S1・2）、上殿神経（L4・5、S1）
注意（P.33）	（クッション）

182 座位
長座体前屈
[大腿二頭筋のストレッチ]

【難易度】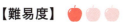　【危険度】　【柔軟性】身体が硬い人にはやりづらい

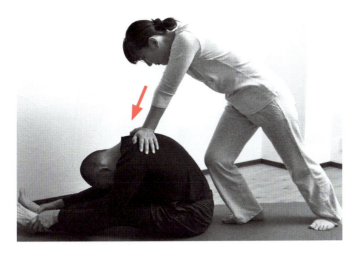

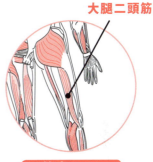

大腿二頭筋

筋肉 MAP

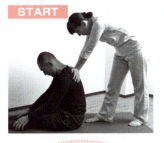

START

● **相手の開始肢位**：座位
（長坐位で両手を前方に出す）

● **自分のポジション**：
1) 相手の後方に立つ
2) 相手の肩甲骨に両手掌を置き、片足を前に出す

● **ストレッチ法**：
1) 前に出した脚の膝関節を屈曲させ、相手の上体を床方向に圧し、相手を前屈させる
2) 元にもどす

ワンポイント！
相手の身体が硬い場合は少し脚を開いて膝を曲げてもらってもOK

効果・効能	腰部の疲労回復に役立つ （例）寝起きや長時間座ったあとに行うとよい
作用する 骨格・関節／筋肉	【ストレッチ】骨盤／大腿二頭筋、半腱・半膜様筋
神経支配（P.44）	坐骨神経（脛骨枝L4・5、S1・2・3）（腓骨枝L5、S1・2）
注意（P.33）	（クッション）

第2章　タイマッサージ・ストレッチ テクニック

183 座位

平行四辺形
[腓腹筋のストレッチ]

【難易度】● ○ ○　【危険度】💣 ○ ○　【柔軟度】身体が硬い人にはやりづらい

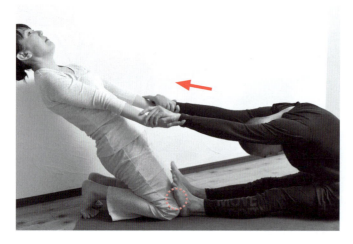

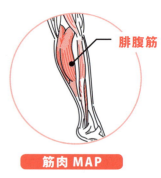

腓腹筋

筋肉 MAP

START

●**相手の開始肢位**：座位（長坐位）

●**自分のポジション**：
1）大腿遠位部に相手の足底をあて、両膝立ちになる
2）相手と両手を握りあう

●**ストレッチ法**：
1）肘関節を伸展させたまま身体を後方に倒し、相手の腕を引き寄せ、相手を前屈させる
2）元にもどす

ワンポイント！
へっぴり腰にならないように自分の腰は伸ばして！

効果・効能	背部・腰部の不快感の軽減に役立つ （例）寝起きや長時間座ったあとに行うとよい
作用する 骨格・関節／筋肉	【ストレッチ】足関節／腓腹筋　肩関節／広背筋 　　　　　　　骨盤／大腿二頭筋、半腱・半膜様筋
神経支配（P.44）	脛骨神経（S1・2）、胸背神経（C6・7・8）、 坐骨神経（脛骨枝L4・5、S1・2・3）（腓骨枝L5、S1・2）

184 座位

ダブルクロス
[腓腹筋のストレッチ]

【難易度】　【危険度】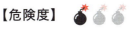　【柔軟度】身体が硬い人にはやりづらい

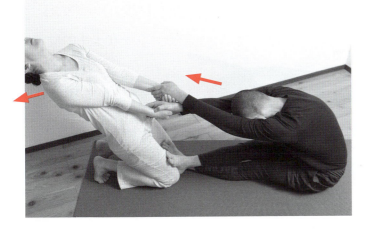

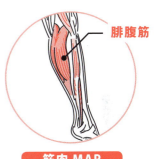

筋肉MAP　腓腹筋

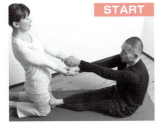

START

●**相手の開始肢位：**座位
（長坐位で右足首を左足首の上に重ねる）

●**自分のポジション：**
1) 左大腿遠位部に相手の左足底を、右大腿遠位部に相手の右足底をあて、両膝立ちになる
2) 右手同士、左手同士を握りある

●**ストレッチ法：**
1) 肘関節を伸展させたまま上体を後方に倒し、相手の腕を引き寄せ、相手を前屈させる
2) 元にもどす

ワンポイント!
へっぴり腰にならないように自分の腰は伸ばして！

効果・効能	運動後のクールダウンに役立つ
作用する骨格・関節／筋肉	【ストレッチ】足関節／腓腹筋　骨盤／大腿二頭筋　肩関節／広背筋
神経支配（P.44）	脛骨神経（S1・2）、坐骨神経（脛骨枝L5、S1・2・3）（腓骨枝L5、S1・2）、胸背神経（C6・7・8）

185 座位 4の字平行四辺形
[ハムストリングスのストレッチ]

【難易度】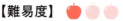 　【危険度】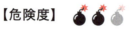 　【柔軟度】身体が硬い人にはやりづらい

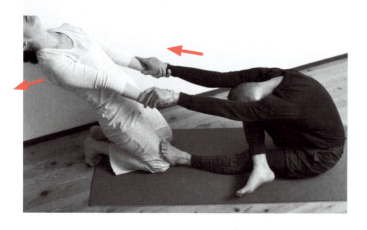

【ハムストリングス】

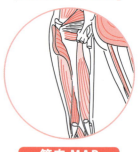

筋肉MAP

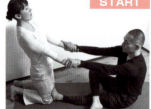

START

●**相手の開始肢位**：座位
（右膝関節を屈曲させ、外に倒し、右足首を左大腿遠位部前面に置く）

●**自分のポジション**：
1) 右大腿遠位部に相手の左足底をあて、両膝立ちになる
2) 相手と両手を握りあう

●**ストレッチ法**：
1) 肘関節を伸展させたまま身体を後方に倒し、相手の腕を引き寄せ、相手を前屈させる
2) 元に戻す

ワンポイント！
へっぴり腰にならないように自分の腰は伸ばして！

効果・効能	運動後のクールダウンに役立つ
作用する骨格・関節／筋肉	【ストレッチ】骨盤／大腿二頭筋、半腱・半膜様筋　膝関節／腓腹筋　肩関節／広背筋
神経支配（P.44）	坐骨神経（脛骨枝Ｌ４・５、Ｓ１・２・３）（腓骨枝Ｌ５、Ｓ１・２）、脛骨神経（Ｓ１・２）、胸背神経（Ｃ６・７・８）
注意（P.33）	（膝部）

186 座位

座位のボート漕ぎ
[内転筋群のストレッチ]

【難易度】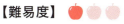　【危険度】　【柔軟度】身体が硬い人にはやりづらい

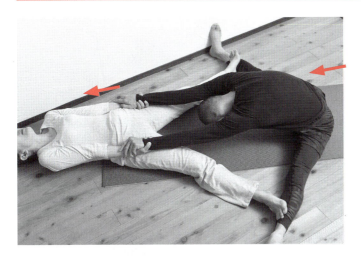

【内転筋群】

筋肉 MAP

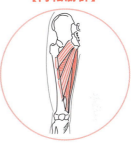

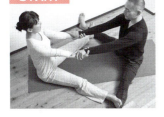
START

● **相手の開始肢位**：座位（両脚を開く）

● **自分のポジション**：
1) 相手の前に座り、両足底を相手の両内踝にあて、相手と手首を握りあう

● **ストレッチ法**：
1) 両肘関節・両膝関節を伸展させたまま上体を後方へ倒し、前屈させる
2) 元に戻す

ワンポイント！
手を握りあう場所と両足底をあてる場所は相手の柔軟性によって変えてもOK

第2章 タイマッサージ・ストレッチ テクニック

効果・効能	全身の血液循環を促進する
作用する骨格・関節／筋肉	【ストレッチ】股関節／大内転筋、長内転筋、短内転筋、薄筋　肩関節／広背筋
神経支配（P.44）	閉鎖神経（L2・3・4）、坐骨神経（L4・5、S1）、胸背神経（C6・7・8）

187 座位 リクライニング
[三角筋のストレッチ]

【難易度】 | 【危険度】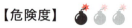 | 【柔軟度】 普通

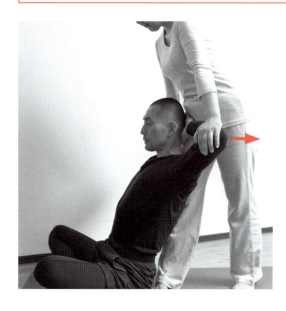

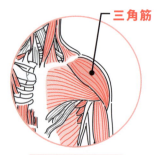

筋肉MAP

ワンポイント！
膝が相手の脊柱に当たらないように右爪先を内股に

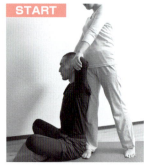

START

●**相手の開始肢位：** 座位（頭の後方で両手を組む）

●**自分のポジション：**
1) 相手の後方に立ち、手掌を相手の肘にあてる
2) 脚部外側を相手の背中にあてる

●**ストレッチ法：**
1) 相手の肘を後方に引く
2) 元にもどす

効果・効能	肩部・胸部の緊張緩和に役立つ　（例）猫背の改善に役立つ
作用する 骨格・関節／筋肉	【ストレッチ】肩関節／三角筋、大胸筋　肩甲骨／前鋸筋、小胸筋
神経支配（P.44）	腋窩神経（Ｃ５・６）、外側・内側胸筋神経（Ｃ５・６・７・８、Ｔ１）、長胸神経（Ｃ５・６・７・８）、内側胸筋神経・外側胸筋神経との交通枝からのびる線維（Ｃ[６]・７・８・Ｔ１）
注意（P.33）	（クッション）

188 座位

∞（無限）
[大胸筋のストレッチ]

【難易度】 　【危険度】 　【柔軟度】 普通

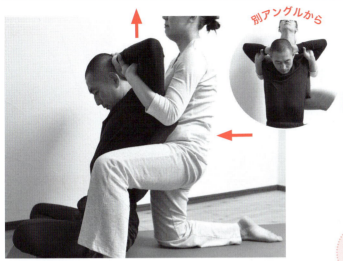

別アングルから

大胸筋

筋肉 MAP

ワンポイント！
骨盤で相手を前に押し出すようにするとしっかりストレッチできます

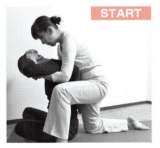
START

- **相手の開始肢位**：座位
  （頭の後方で手を組む）

- **自分のポジション**：
  1）相手の後方で、相手との間にクッションを挟んで相手の背に腹を密着させ、片膝立ちになる
  2）両手を相手の腋窩より差し入れ、前腕をつかむ

- **ストレッチ法**：
  1）以下の動作を同時に行う
     ①上体を反らし、腹部で相手の背部を前方に圧す
     ②相手の両肘を上方に上げる
  2）元に戻す

効果・効能	胸部の緊張緩和に役立つ　（例）バストアップに役立つ
作用する骨格・関節／筋肉	【ストレッチ】肩関節／大胸筋、三角筋　肩甲骨／前鋸筋
神経支配（P.44）	外側・内側胸筋神経（C5・6・7・8、T1）、腋窩神経（C5・6）、長胸神経（C5・6・7・8）
注意（P.33）	（腰部）（高齢者）（クッション）

第2章　タイマッサージ・ストレッチ テクニック

189 座位 操り人形
[僧帽筋のストレッチ]

【難易度】🍎○○　【危険度】💣○○　【柔軟度】身体が硬い人にはやりづらい

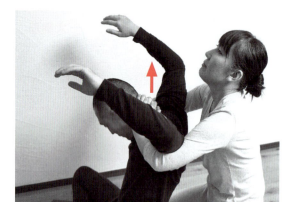

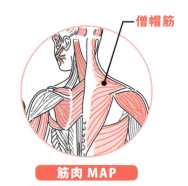

僧帽筋

筋肉 MAP

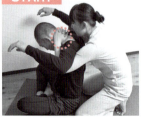
START

●**相手の開始肢位**：座位
（両手掌を前方に向けて両腕を上げる）

●**自分のポジション**：
1）相手の後方で、爪先立ちで踵の上に腰をおろし、膝を開いて床につく
2）相手の腋窩から両手を差し入れ、相手の首の後方で手を組む

●**ストレッチ法**：
1）両手掌を支点にして肘を上げ、相手の両肘を上方へ押し上げる
2）元に戻す

ワンポイント!
相手にはゆるく手をあげておいてもらいましょう

効果・効能	肩部・胸部の緊張緩和に役立つ
作用する骨格・関節／筋肉	【ストレッチ】肩関節／僧帽筋、大胸筋
神経支配（P.44）	第XI脳神経(副神経)の脊髄部、頚神経前枝（C２・３・４）、外側・内側胸筋神経（C５・６・７・８、T１）
注意（P.33）	（高齢者）

190 座位 阿修羅像
[大胸筋のストレッチ]

【難易度】　【危険度】　【柔軟度】　普通

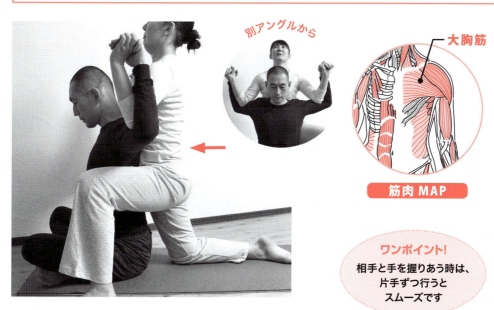

筋肉MAP：大胸筋

ワンポイント！
相手と手を握りあう時は、
片手ずつ行うと
スムーズです

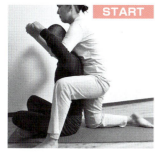

START

● 相手の開始肢位：座位

● 自分のポジション：
1) 相手の後方で、クッションを挟んで相手の背部に腹部を密着させ、片膝立ちになる
2) 相手の手掌が下向きになるように、相手と両手を握りあう
3) 相手の上腕が床と平行になるようにして、相手の上腕遠位部内側に肘を引っかける

● ストレッチ法：
1) 腕の位置は変えずに、腹部で相手の背部を前方に押し出す
2) 元に戻す

効果・効能	胸部の緊張緩和に役立つ　（例）息が吸いやすくなる
作用する骨格・関節／筋肉	【ストレッチ】肩関節／大胸筋、小胸筋
神経支配（P.44）	外側・内側胸筋神経（C5・6・7・8、T1）、内側胸筋神経・外側胸筋神経との交通枝からのびる線維（C [6]・7・8・T1）
注意（P.33）	（クッション）

第2章　タイマッサージ・ストレッチテクニック

191 座位
前へならえ
[上腕二頭筋のストレッチ]

【難易度】 | 【危険度】 | 【柔軟度】普通

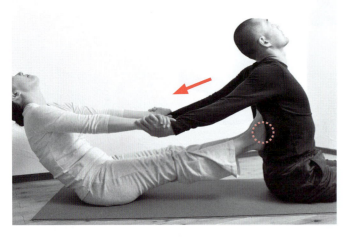

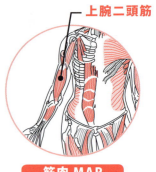

筋肉MAP

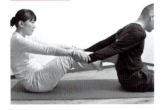
START

ワンポイント！
相手の上体は90度よりも少し後傾、自分の腕脚は真っ直ぐに伸ばして

●**相手の開始肢位**：座位　長座位

●**自分のポジション**：
1）相手の後方に座り、相手と手根を握りあう
2）足底遠位部を相手の肩甲骨下方にあてる

●**ストレッチ法**：
1）相手に上を向いてもらいながら、以下の動作を同時に行う
　①両膝関節を伸展させながら相手の背部を圧す
　②上体を後方へ倒しながら、相手の両腕を引き寄せる
2）元に戻す

効果・効能	上肢の疲労回復に役立つ　運動後のクールダウンに役立つ
作用する骨格・関節／筋肉	【ストレッチ】肩関節／上腕二頭筋、三角筋
神経支配（P.44）	筋皮神経（C5・6）、腋窩神経（C5・6）
注意（P.33）	（腰部）（高齢者）

192 座位 羽交い絞め
[腹直筋のストレッチ]

【難易度】　【危険度】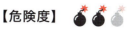　【柔軟度】 普通

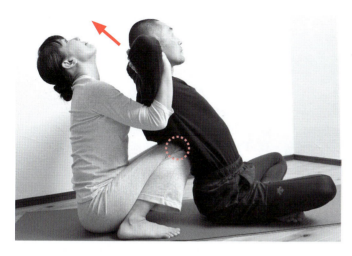

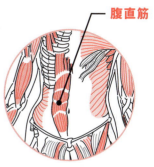

腹直筋

筋肉 MAP

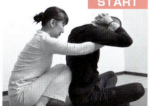

START

●**相手の開始肢位**：座位（頭の後方で両手を組む）

●**自分のポジション**：
1）相手の後方で、肩幅に足を開いて、膝を閉じて座る
2）両手を相手の腋窩から差し入れ、前腕をつかむ
3）両膝を相手の腰にあてる

●**ストレッチ法**：
1）相手に声をかけ、膝に寄りかからせる
2）上体を後方に倒しながら、相手の胸を反らせて、上方へ軽く引き上げる
3）元にもどす
4）膝をあてる位置を少し上に何か所か移動し、同様に行う
5）元にもどす

ワンポイント！
相手の上体を反らせるよりも、相手に寄りかかってもらうようにすると安全です

効果・効能	上半身の緊張緩和に役立つ
作用する骨格・関節／筋肉	【ストレッチ】脊柱／腹直筋　肩関節／三角筋、広背筋
神経支配（P.44）	肋間神経（T5・6、T7−12）、腋窩神経（C5・6）
注意（P.33）	（腰部）（高齢者）（クッション）

第2章 タイマッサージ・ストレッチ テクニック

193 座位 小ブリッジ
[腸腰筋のストレッチ]

【難易度】 ●●○　　【危険度】 💣💣💣　　【柔軟度】 普通

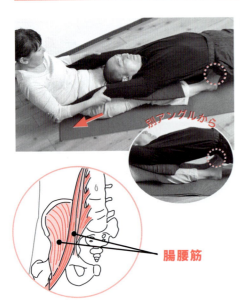

筋肉MAP 腸腰筋

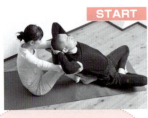
START

ワンポイント！
相手のお尻が床に着いていると腰椎が詰まって痛みが出ることがあるので注意

●**相手の開始肢位：**座位
（頭の後方で両手を組む）

●**自分のポジション：**
1) 相手の後方に座り、膝の上に薄手のクッションを置く
2) 両足底遠位部を相手の腰と腸骨の間にあてる
3) 下から相手の上腕近位部前面に手掌をあて、相手を下腿に寄りかからせる

●**ストレッチ法：**
1) 以下の動作を同時に行い、相手を背臥位の体勢にさせる
   ①両足底遠位部に相手の腰と腸骨の間を乗せる
   ②両膝関節を伸展させる　③相手の上腕を引く
2) 肘を直角に曲げて、相手に肘をつかむよう指示し、相手の腕を軽くつかむ
3) 肘を直角に保ったまま上体を後方へ倒し、相手の腕を引き寄せ、相手を牽引する

≪戻し方は以下の通り≫
4) 相手に腕を胸の前に置くように指示する
5) 上体を起こし、手を逆手に殿部の近くの床につく
6) 以下の動作を同時に行う
   ①手をついたまま殿部を床の上でスライドさせ踵に近づける
   ②膝関節を屈曲させ、下腿で相手の上体を起こす

効果・効能	背部・胸部の不快感の軽減に役立つ
作用する 骨格・関節／筋肉	【ストレッチ】　股関節／大腰筋、腸骨筋　　肩関節／三角筋、広背筋 【圧迫】腰方形筋、脊柱起立筋
神経支配（P.44）	腰神経叢（L1・2・3・4）、大腿神経（L[1]・2・3・4）、腋窩神経（C5・6）、胸背神経（C6・7・8）
注意（P.33）	（腰部）（高齢者）（クッション）

194 座位 背泳ぎブリッジ
[腹直筋のストレッチ]

【難易度】　【危険度】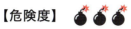　【柔軟度】　普通

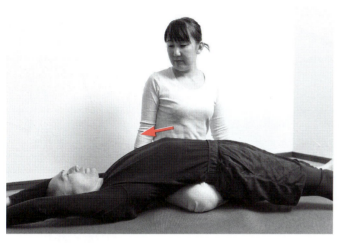

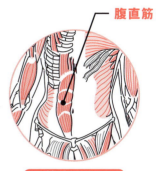

腹直筋

筋肉 MAP

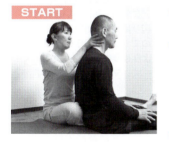

START

●相手の開始肢位：座位　長座位

●自分のポジション：
1) 相手の左側方で左脚を外に開き、右膝関節を深く屈曲させ、右下腿前面を相手の殿部に密着させる
2) 相手の首後面に右手掌をあてる

●ストレッチ法：
1) 首にあてた右手掌に寄りかからせる
2) 完全に仰向けになるまで倒し、右手掌を抜く
3) 相手に両腕を上げてもらう
4) 相手に胸の前に手を置いてもらい、右手掌を頚部後面に差し入れ、相手の上体を起こす

ワンポイント！
相手の下になる脚は左右どちらでもOK

効果・効能	腹部・腰部の緊張緩和に役立つ
作用する骨格・関節／筋肉	【ストレッチ】脊柱／腹直筋、大腰筋　　肩関節／広背筋
神経支配（P.44）	肋間神経（T5・6、T7－12）、腰神経叢（L1・2・3・4）、胸背神経（C6・7・8）
注意（P.33）	（腰部）

第2章　タイマッサージ・ストレッチテクニック

195 座位　土下座ブリッジ
[腹直筋のストレッチ]

【難易度】●●● 　【危険度】💣💣💣　【柔軟度】身体が硬い人にはやりづらい

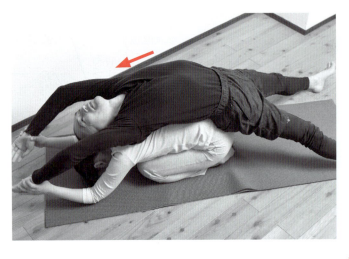

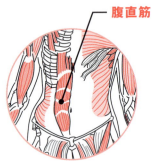

腹直筋

筋肉 MAP

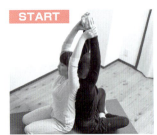

START

● **相手の開始肢位**：座位

● **自分のポジション**：
1) 相手と背部同士をつけて正座
2) 頭上で相手の手首をつかむ

● **ストレッチ法**：
1) 相手の両手首を持ったまま、相手と合わせた背部の位置がずれないように、前傾し、相手の身体を反らせる
2) 最初に腕を上げながら、上体を起こして元にもどす

ワンポイント！
身体を起こすよりも先に腕を元に戻してあげないと胸椎の辺りに痛みが出ることもあるので注意！ 196のブリッジよりも腰に負担がかかりにくく、マイルドな手技です

効果・効能	全身の血液循環を促進する 全身の疲労回復に役立つ　（例）猫背などの前傾姿勢の人に効果的
作用する 骨格・関節／筋肉	【ストレッチ】脊柱／腹直筋、大腰筋　肩関節／大胸筋、三角筋
神経支配（P.44）	肋間神経（Ｔ５・６、Ｔ７－１２）、腰神経叢（Ｌ１・２・３・４）、外側・内側胸筋神経（Ｃ５・６・７・８、Ｔ１）、腋窩神経（Ｃ５・６）
注意（P.33）	（腰部）（高齢者）

196 座位

ブリッジ
[腹直筋のストレッチ]

【難易度】🍎🍎🍎 ｜【危険度】💣💣💣 ｜【柔軟度】身体が硬い人にはやりづらい

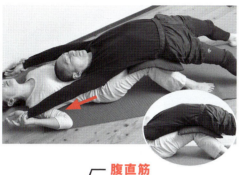

●**相手の開始肢位**：座位
（あぐらまたは長座位で座り、頭の後方で両手を組む）

●**自分のポジション**：
1) 相手の後方で、肩幅に足を開いて膝を閉じて座る
2) 膝の上に薄手のクッションを置き、相手の腰と腸骨の間に膝をあてる
3) 下から相手の上腕前面近位部に手掌をあてる

●**ストレッチ法**：
1) 相手を膝に寄りかからせる
2) 以下の動きを同時に行う
   ①相手の上腕近位部を引き上げながら後方へ倒れる
   ②相手の腰と腸骨の間にあてた膝の位置がずれないように、相手の上体を反らせる
   ③相手に脚を伸ばしてもらう
3) 痛みがないかを確認後、相手の腕を頭方に伸ばしてもらい、その手首をつかみ、相手の上体が膝の上からずれない程度に腕を頭方に引く

≪戻し方は以下の通り≫
4) 相手に胸の前で腕を組んでもらう
5) 両膝関節を伸展させながら、相手の肩上部に手掌を置く
6) 以下の動作を同時に行い、相手を長坐位の姿勢にする
   ①上体を起こしながら、両手掌で相手の肩を押す
   ②両膝関節を屈曲させながら、下腿で相手の上体を起こす

腹直筋
筋肉 MAP

ワンポイント！
高すぎるときは自分の膝を曲げる角度で調節を

START

効果・効能	全身の血液循環を促進する　運動後のクールダウンに役立つ
作用する骨格・関節／筋肉	【ストレッチ】脊柱／腹直筋、大腰筋　股関節／腸骨筋　肩関節／三角筋、広背筋
神経支配（P.44）	肋間神経（T５・６、T７−１２）、腰神経叢（L１・２・３・４）、大腿神経（L[１]・２・３・４）、腋窩神経（C５・６）
注意（P.33）	（腰部）（高齢者）（クッション）

第2章 タイマッサージ・ストレッチ テクニック

197 座位 あっちむいてブリッジ
[胸鎖乳突筋のストレッチ]

【難易度】●●○　【危険度】💣💣💣　【柔軟度】身体が硬い人にはやりづらい

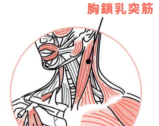

筋肉MAP　胸鎖乳突筋

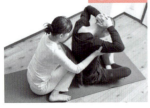

START

ワンポイント！
高すぎる時は自分の膝を
曲げる角度で調節を

●**相手の開始肢位**：座位
　（あぐらまたは長坐位で座り、頭の後方で両手を組む）

●**自分のポジション**：
1)「ブリッジ」（NO196）を参照

●**ストレッチ法**：
1)〜2)「ブリッジ」（NO196）を参照
3) 痛みがないかを確認後、相手の両腕を横に開き、右手を相手の左側頭に置き、左手で相手の左肩上部を固定する
4) 相手の顔を右45度に向け、首を右へ倒す
≪戻し方≫は「ブリッジ」（NO196）の4)〜6)を参照

効果・効能	頚部・肩上部の疲労回復に役立つ　腹部・腰部の緊張緩和に役立つ
作用する骨格・関節／筋肉	【ストレッチ】頚椎／胸鎖乳突筋、前斜角筋、僧帽筋　脊柱／腹直筋　股関節／大腰筋　肩関節／大胸筋
神経支配（P.44）	副神経、頚神経叢（C［1］・2・3）、頚神経前枝（C［3］・4−8）、第ⅩⅠ脳神経（副神経）の脊髄部、頚神経前枝（C2・3・4）、肋間神経（T5・6、T7−12）、腰神経叢（L1・2・3・4）、外側・内側胸筋神経（C5・6・7・8、T1）
注意（P.33）	（腰部）（頚部）（高齢者）（クッション）

198 座位 ぐでーんブリッジ
[腹直筋のストレッチ]

【難易度】🍎🍎🍎　【危険度】💣💣💣　【柔軟度】身体が硬い人にはやりづらい

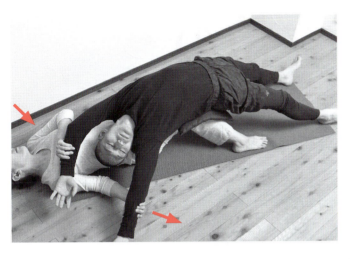

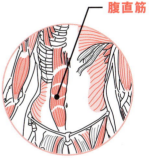

筋肉MAP　腹直筋

ワンポイント！
相手の両手を右に移動する時、ほんの少し自分の右膝を左に倒すと更に伸ばすことができます

START

●**相手の開始肢位**：座位
（あぐらまたは長坐位で座り、頭の後方で両手を組む）

●**自分のポジション**：
1)「ブリッジ」（NO196）を参照

●**ストレッチ法**：
1)〜3)「ブリッジ」（NO196）を参照
4) 相手の両手を右へ移動する
≪戻し方≫は「ブリッジ」（NO196）の4)〜6) を参照

効果・効能	腹部・体幹部の緊張緩和に役立つ
作用する骨格・関節／筋肉	【ストレッチ】脊柱／腹直筋、内・外腹斜筋　股関節／大腰筋、腸骨筋　肩関節／三角筋、広背筋
神経支配（P.44）	肋間神経（T5・6、T7−12）、肋間神経、腸骨下腹神経、腸骨鼡径神経（[T5・6]、T7−12、L1)、腰神経叢（L1・2・3・4）大腿神経（L[1]・2・3・4)、腋窩神経（C5・6）、胸背神経（C6・7・8）
注意（P.33）	（腰部）（高齢者）（クッション）

第2章 タイマッサージ・ストレッチテクニック

5 立位のテクニック

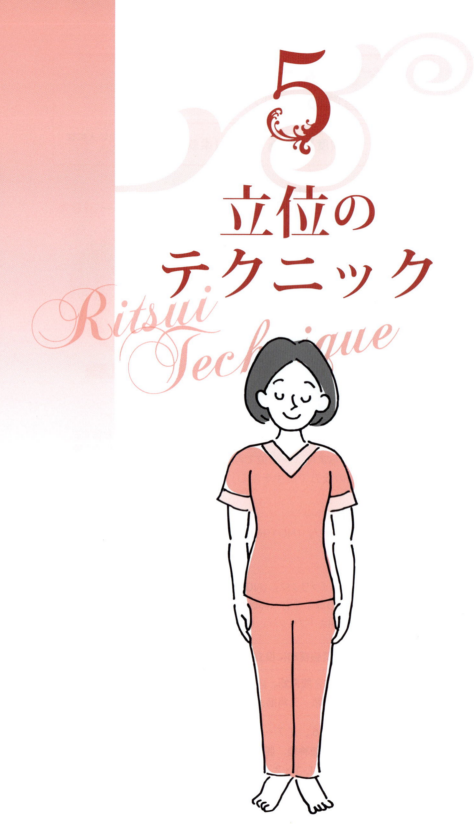

【基本的な立位の相手の開始肢位】

1 立位でのテクニックの特徴

立位（りつい）…… 立った姿勢のこと

タイマッサージでは、立位でストレッチを行うことはほとんどありません。

なぜなら、立位になるにはレシーバーが自立するという筋力を使う動作が前提にあり、自立するための筋を緊張させながら、尚且つストレッチする箇所をリラックス（弛緩）させるという反する動きを行わなければならないため、身体を動かすことに慣れたレシーバー以外には難しいからです。

また、転倒や落下などの際にも高さがあるほど危険を伴います。

スポーツの前後などに行うか、座位のストレッチ後、最後に身体が整った後に行うと良いでしょう。

2 注意点

身体のどこかにケガや病気などで痛みや不調のある、バランスを取るのが難しい体調のレシーバーには行わないようにしましょう。マッサージ後の意識がはっきりしないレシーバーにも同様に気を付けましょう。

また、行う側も転倒時などに支えきれないような、自分よりも大きなレシーバーには無理をして行わないようにしましょう。

199 立位 時計の針
[ハムストリングスのストレッチ]

【難易度】　【危険度】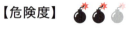　【柔軟度】身体が硬い人にはやりづらい

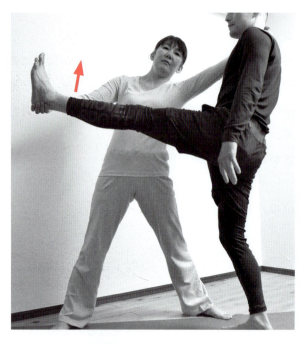

【ハムストリングス】
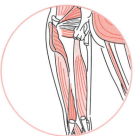
筋肉 MAP

ワンポイント！
相手の身体が後方へ倒れないように、ゆっくり持ち上げましょう

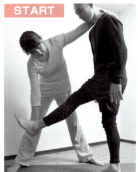
START

●**相手の開始肢位**：立位

●**自分のポジション**：
1）相手の右横に立ち、左手を相手の首の後方に置く
2）相手の左膝関節を伸展させたまま、右手で相手の左踵を下からすくいあげる

●**ストレッチ法**：
1）相手の左踵を上方へ持ち上げる
2）元に戻す

効果・効能	ハムストリングスのスポーツ障害の予防に役立つ
作用する骨格・関節／筋肉	【ストレッチ】股関節／大腿二頭筋、半腱・半膜様筋　膝関節／腓腹筋
神経支配（P.44）	坐骨神経（脛骨枝Ｌ４・５、Ｓ１・２・３）（腓骨枝Ｌ５、Ｓ１・２）、脛骨神経（Ｓ１・２）

200 立位 大きなリュック
[腹直筋のストレッチ]

【難易度】　【危険度】　【柔軟度】　普通

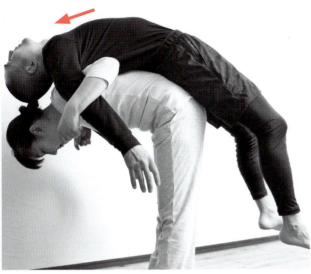

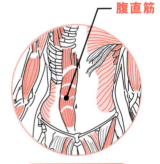

筋肉 MAP

ワンポイント！
仙骨の少し上に相手の仙骨が乗っていると安定します

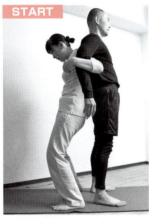

●**相手の開始肢位**：立位

●**自分のポジション**：
1) 相手と背中合わせに立つ
2) 相手の腕を後ろから組み、膝関節を屈曲させて腰の位置を相手の腰より下方にする

●**ストレッチ法**：
1) 上体に相手を乗せる
2) 元に戻す

効果・効能	運動前のウォームアップに役立つ　例）猫背の改善に役立つ
作用する骨格・関節／筋肉	【ストレッチ】脊柱／腹直筋、大腰筋　肩関節／大胸筋
神経支配（P.44）	肋間神経（T5・6、T7－12）、腰神経叢（L1・2・3・4）、外側・内側胸筋神経（C5・6・7・8、T1）
注意（P.33）	（腰部）（高齢者）

第2章　タイマッサージ・ストレッチテクニック

第3章

タイマッサージ・ストレッチ 索引

この第3章を利用すると、筋肉や効能、テクニックの名前から、テクニックを検索することができます。

　筋肉や効能、テクニックの名前から、その方法（具体的なテクニックの実践法）を検索したい場合に、この第3章で検索し、2章にある目的のページへ飛ぶと便利です。ただし、まず本書の取り扱い説明書の役割を果たしている第1章に目を通してから、この第3章に入るようにしましょう。

1 作用する筋肉名（部位別）による索引

P.273 〜 P.276

　主に作用する筋肉名を記載しています。各テクニックでは主に作用する筋肉のうち、上位3〜4つを挙げています。それらの筋肉名を、索引項目にしました。

2 期待できる効果・効能（部位別）による索引

P.277 〜 P.280

　テクニックを行うことにより、スムーズになった動き及び関連する症状などを索引項目にしています。ストレッチ概論P9〜P11にあるストレッチの目的や効果を元に分類しています。

3 テクニックの名前による索引

P.281 〜 P.284

　記載しているユニークなテクニック名は、テクニックを覚える手掛かりにして頂けるよう工夫しました。

1 作用する筋肉名（部位別）による索引

部位	筋肉	背臥位	側臥位	腹臥位	座位	立位
【1】肩部・上腕部	三角筋	67 68 70 73 74 75	89 90 91 92 93 97 99 103 105 106 109 111 112 114 115	135 140 141 144 145 147 148 150	152 153 154 157 158 159 163 165 174 176 177 178 179 187 188 191 192 193 195 196 198	
	僧帽筋	59 60 61 69 76 77 78 79	103 104 107 109 110 111 112 113	150	157 160 162 166 167 168 169 170 171 172 175 176 189 197	
	広背筋	59 60 61 71 72 73 74 75	97 98 101 102	150	152 153 154 155 156 158 159 161 176 177 178 179 183 184 185 186 192 193 194 196 198	
	大円筋	71 73 74	98 101 102 107		152 153 155 156 158 159	
	小円筋		97 106		174	
	棘下筋		106		174	
	大菱形筋	59 60 76	104 109 110 111 113	150	155 157 160 162 176 178 179	
	小菱形筋	59 60 76	104 109 110 111 113	150	155 157 160 162 176 178 179	
	肩甲挙筋		103 104		166 167 168 169 170 171 172	
	前鋸筋				172 177 187 188	
	大胸筋	40 68	89 90 91 92 99 105 114 115	140 141 144 145 146 148	154 155 163 165 187 188 189 190 195 197	200
	小胸筋				172 187 190	
	上腕二頭筋	62 63 67	100 108	145 147 148	151 191	
	上腕三頭筋	71 72 73 75	101	149 150	156	

部位	筋肉	背臥位	側臥位	腹臥位	座位	立位
【2】前腕部・手部	腕橈骨筋	63 67	96 107	147	151	
	長橈側手根伸筋	62 64 67	96	147		
	短橈側手根伸筋	62 64	96	147		
	尺側手根伸筋	62 64 67	96			
	橈側手根屈筋	63 64 65 70				
	尺側手根屈筋	63 64 65 67 70 72		149		
	長掌筋		100			
	浅指屈筋	65 66 70	100			
	深指屈筋	65 66 70	100			
	円回内筋				151	
	長母指屈筋	65				
【3】脊柱・胸郭	脊柱起立筋	20 37 38 45 46 47 48 50 51 52 53 54 55 76	111			
	多裂筋				164 165	
	回旋筋				164 165	
	頭板状筋				166 169 170 171 172	
	腰方形筋	1 17 32 49	86 101 102 115	143	161	
	腹直筋	46 47 56	87 90 91 92 93 94 95	144 145	180 192 194 195 196 197 198	200
	外腹斜筋	33 40 49 72	90 91 94 95 114 115	130 135 138	159 160 161 162 164 165 180 198	
	内腹斜筋	33 40 49 72	87 90 91 94 95 114 115	130 135 138	159 160 161 162 164 165 180 198	
	腹横筋		101 102			
	外肋間筋			144	180	
	内肋間筋			144	180	

部位	筋肉	背臥位	側臥位	腹臥位	座位	立位
【4】頚部	胸鎖乳突筋	69			167 173 175 180 197	
	前斜角筋	77 78			168 173 175 180 197	
	中斜角筋	77 78			168	
	後斜角筋	77 78			168	
【5】骨盤部・大腿部	大腿直筋	8 17 26 27 47	87 88 90 92	121 122 124 125 126 128 129 130 131 133 134 137 142 143		
	内側広筋			126		
	外側広筋	26 27 30		130		
	中間広筋					
	大腿二頭筋	35 36 37 39 41 42 44 45 50 51 52 54 55	85		182 183 184 185	199
	半腱様筋	2 36 37 44 45 50 54 55 58		118	182 183 185	199
	半膜様筋	2 36 37 44 45 50 54 55 58		118	182 183 185	199
	大殿筋	20 21 25 35 37 38 39 40 48 51 52 54 57 58	85 114	136	181	
	中殿筋	32 33 37 40 41 42		118	181	
	小殿筋	37 41 42				
	大内転筋	8 12 13 14 15 18 19 22 23 24 29 31 58 61	80 81	127	186	
	長内転筋	12 13 14 15 18 19 22 23 24 29 31 58 61 76	93	127	186	

部位	筋肉	背臥位	側臥位	腹臥位	座位	立位
【5】骨盤部・大腿部	短内転筋	13 14 15 18 19 22 23 24 29 61		127	186	
	恥骨筋	16 61	93	127		
	薄筋	8 31	80 81		186	
	大腿筋膜張筋	8 32 33	83	118		
	縫工筋	7				
	梨状筋	26 27 38 52		136	181	
	大腿方形筋	38		136		
	大腰筋	1 16 17 56	87 88 90 91 92 93	117 118 126 129 130 132 133 135 137 139	193 194 195 196 197 198	200
	腸骨筋	16 56	87 88	133 135 138 139	193 196 198	
【6】下腿部・足部	腓腹筋	5 10 11 28 34 36 39 43 44 45	80 81 85	116 123 125	183 184 185	199
	ヒラメ筋	5 10 11 34 43 44		116 123 125		
	膝窩筋			116		
	長腓骨筋	3 8 30	82	124		
	短腓骨筋	3		124		
	前脛骨筋	4 7 10 16 21	84	119 121 122 128 131 134 142		
	長趾伸筋	3 4 6 7 9 10 30	84	117 119 120 121 122 124 128 131 134		
	長母趾伸筋	4 6 7 9 10	84	117 119 120 121 122 128 131 134		
	長趾屈筋	11 69		117 120 125		
	長母趾屈筋	69		117 120 123		

2 期待できる効果・効能（部位別）による索引

部位・関節	効果・効能	NO
頚部	頚部の緊張緩和に役立つ	77 78 166 167 170
	頚部の疲労回復に役立つ	169 171 173
	頚部の不快感の軽減に役立つ	69 79 103 104 168 172
	頚椎の調整に役立つ	175
肩部	肩部の緊張緩和に役立つ	60 97 115 157 166 167 187 189
	肩部の疲労回復に役立つ	99 108 109 110 111 114 158 177 197
	肩部の不快感の軽減に役立つ	59 69 76 79 103 104 112 150 159 168
	肩部の血液およびリンパ液の循環を促進する	74 149
	肩部の血液循環を促進する	113
	肩関節の動きをなめらかにする	68 71 74 89 140 149
	肩関節の柔軟性向上に役立つ	101 106 152 153 155 156 179
	肩関節の調整に役立つ	154 174
上肢	上肢の緊張緩和に役立つ	72 96 145
	上肢の疲労回復に役立つ	105 107 141 191
	上肢の不快感の軽減に役立つ	147
	上肢のクールダウンに役立つ	67
上腕部	上腕部の緊張緩和に役立つ	62 63
	上腕部の疲労回復に役立つ	148
	腋窩部の血液およびリンパ液の循環を促進する	71 73 74 149
	腋窩部のリンパ液の循環を促進する	75 98 178 179
肘部	肘部の疲労回復に役立つ	151
前腕部	前腕部の緊張緩和に役立つ	62 63

第3章 タイマッサージ・ストレッチ 索引

部位・関節	効果・効能	NO
手部	手部の疲労回復に役立つ	66 100
	手部の血液循環を促進する	64
	手掌部の疲労回復に役立つ	65
	手関節、指節関節の柔軟性の向上に役立つ	70
胸部	胸部の緊張緩和に役立つ	144 145 146 161 187 188 189 190
	胸部の疲労回復に役立つ	163
	胸部の不快感の軽減に役立つ	165
腹部	腹部の緊張緩和に役立つ	33 138 194 197
	腹部の疲労回復に役立つ	198
背部	背部の緊張緩和に役立つ	46 48 60 102 142
	背部の疲労回復に役立つ	111 158 160 171
	背部の不快感の軽減に役立つ	59 76 112 150 159 165 172 183 193
	背部の動きをなめらかにする	49
	背部のクールダウンに役立つ	50
	脊柱の調整に役立つ	40 162 164
腰部	腰部の緊張緩和に役立つ	1 32 33 46 48 87 94 118 139 142 143 161 194 197
	腰部の疲労回復に役立つ	26 51 57 58 114 128 182 194
	腰部の不快感の軽減に役立つ	17 45 47 86 95 134 183 193
骨盤部	骨盤の緊張緩和に役立つ	16
	骨盤の調整に役立つ	132 133
殿部	殿部の緊張緩和に役立つ	32 38 52
	殿部の疲労回復に役立つ	51 57 109 128 136
	殿部の不快感の軽減に役立つ	127

部位・関節	効果・効能	NO
股関節	股関節の動きをなめらかにする	14 22 41 58 129 136 181
	股関節の柔軟性の向上に役立つ	13 15 18 19 20 24 56 127
	股関節の調整に役立つ	8 37 88
	股関節の不快感の軽減に役立つ	42
	股関節のリンパ液の循環を促進する	25
	鼡径部の血液循環の促進に役立つ	12
下肢	下肢の緊張緩和に役立つ	2 30 118
	下肢の疲労回復に役立つ	3 80 81 85 116 128 142
	下肢の不快感の軽減に役立つ	21 36 39 44 134
	下肢の血液循環を促進する	11 81 131
	下肢のスポーツ障害の予防に役立つ	27
	下肢のウォームアップに役立つ	7
	下肢のクールダウンの役立つ	31
	下肢の機能を最大限に発揮する	29
大腿部	大腿部の緊張緩和に役立つ	32 83 130 137
	大腿部の疲労回復に役立つ	126
	大腿部の血液循環を促進する	23
	大腿部のスポーツ障害の予防に役立つ	35 55 199
膝部	膝部の血液循環を促進する	128
	膝関節の柔軟性の向上に役立つ	84 121
下腿部	下腿部の緊張緩和に役立つ	34
	下腿部の疲労回復に役立つ	10 28 82 84 119 123 125
	下腿部の不快感の軽減に役立つ	43
	下腿部のリンパ液の循環を促進する	124

部位・関節	効果・効能	NO
足部	足関節の柔軟性の向上に役立つ	4 5 121 122
	中足間関節の調整に役立つ	120
	足趾の血液循環を促進する	6
全身	全身の疲労回復に役立つ	61 90 91 195
	全身の不快感の軽減に役立つ	54
	全身の血液循環を促進する	53 186 195 196
	中枢神経系の鎮静（リラックス）を促す	9 117 176
	運動前のウォームアップに役立つ	200
	運動後のクールダウンに役立つ	20 22 24 28 35 37 43 53 92 93 135 180 184 185 191 196
上半身	上半身の緊張緩和に役立つ	180 192
体幹	体幹の緊張緩和に役立つ	72 115
	体幹の疲労回復に役立つ	141

3 テクニックの名前による索引

	名前	NO
あ	アームチェア	151
	アームロック(プロレス)	95
	アイーン	42
	握手	67
	足裏いす	143
	脚抜き	86
	阿修羅像	190
	あじろ編み	138
	アチチュード(腰部)	87
	アチチュード(殿部)	88
	あっちむいてブリッジ	197
	あっちむいてホイ	77
	暴れ馬	145
	操り人形	189
	アラベスク	91
	アルプホルン	43
	井戸ポンプ	11
	犬猫の伸び	180
	居眠り(セラピスト)	123
	居眠り(電車)	167
	芋掘り	149
	イヤイヤ	160
	右折します(自転車の手信号)	108
	腕抜き	89
	うどん打ち	96
	うんうん	79
	うんとこしょ、どっこいしょ	8

	名前	NO
あ	X(エックス)	150
	大きな巻き鍵	165
	大きなリュック	200
	OK！	176
	お買い物	179
	起き上がりこぼし	48
	お猿のかごや	37
	押し込み	18
	お手玉	1
	折りたたみいす	128
	女の子座り	26
か	カーリングショット	32
	カエル	125
	かかし	40
	片脚たたみ	134
	肩倒立	53
	がっくし	166
	鐘つき	45
	カルタ取り	81
	瓦割り	94
	きのこ狩り	6
	きのこ狩り(両手)	9
	きのこ狩り(うつ伏せ)	117
	キャメルクラッチ(プロレス)	144
	弓道	156
	キューピット	90
	挙手(座位)	178

第3章 索引 タイマッサージ・ストレッチ

281

	名前	NO
か	くぎ抜き	155
	ぐでーんブリッジ	198
	クラーク像	63
	クラウチングスタート（短距離走）	19
	くるみ割り	25
	くるみ割り（横向き）	84
	クロワッサン	33
	肩甲骨はがし	113
	献上	154
	コーヒーミル	164
	コサックダンス	41
	木立のポーズ（ヨガ）	24
	木立のポーズ（ヨガ）うつ伏せ	127
	コブラツイスト（プロレス）	140
	小ブリッジ	193
	ゴムとび	139
	ごめんね	170
	コントラバス	44
	コンパス	85
さ	三段跳び	93
	シーソー	34
	潮干狩り	14
	ししおどし	10
	ジャーマンスープレックス（プロレス）	56
	シュート（サッカー）	115
	ジョッキー（乗馬）	55
	シングルスカル	61
	シンクロナイズドスイミング	35

	名前	NO
さ	スイカの収穫	78
	スキー大回転	49
	スキップ	99
	スキップ（引っ張る）	100
	すっ転んだ	133
	すってんころりん	54
	すべり台	47
	すりこぎ	7
	セイリング	16
	背泳ぎブリッジ	194
	セクシーポーズ	101
	背中かゆい	152
	扇子	3
	扇子（うつ伏せ）	124
	船頭さん	141
	センのおじさん	2
	雑巾しぼり	120
	そば打ち	80
	孫悟空と如意棒	97
た	タイダンス	70
	竪琴	36
	縦前屈	59
	ダブルクロス	184
	ダブルチキン	27
	ダブルトライアングル（脚）	52
	ダブルトライアングル（腕）	73
	ダブルフロッグ	142
	ダブルヨガ	20

	名前	NO
た	ダンスのターン	112
	長座体前屈	182
	直滑降	50
	ツイスト	114
	ツイストドーナツ	110
	つっかえ棒	31
	つっぱり棒	116
	手押し車	132
	テコびき	109
	手のひらを太陽に	65
	てへっ（手）	158
	てへっ（肩）	159
	投球	102
	時計の針	199
	土下座ブリッジ	195
	止まります（自転車の手信号）	107
	トライアングル	72
	トランプ	121
な	流しそうめん	28
	仲良し	64
	なで肩（後ろ手）	103
	なで肩（前手）	104
	なまけものの挙手	74
	縄跳び（横向き）	92
	縄跳び（うつ伏せ）	135
	二人羽織	171
	人間矢印	62
	寝あぐら	58

	名前	NO
な	ねずみ捕り	131
	ネックツイスト	175
	ノギス（工具）	168
	のびのび	177
は	背筋測定	148
	羽交い絞め	192
	恥ずかし固め	51
	バタ足	118
	機織り	15
	バタフライ（水泳）	146
	パチンコ	119
	はっけよい	5
	鳩のポーズ	163
	パニック！	162
	早く起きて！	98
	ばんざい	75
	バンブーダンス	4
	ハンマーロック（レスリング）横向き	106
	ハンマーロック（レスリング）座位	174
	ハンモック	46
	ビールマンスピン（フィギュアスケート）	137
	引き起こし	60
	飛行機の操縦桿	122
	膝蹴り	38
	菱型	22
	引っこ抜き	111
	引っこ抜き（ネギ）	147
	ピッチング	153

	名前	NO
は	夫婦喧嘩	157
	フラミンゴ	21
	ブリッジ	196
	ブレーカー	17
	ペアダンス	76
	平行四辺形	183
	平行四辺形（4の字）	185
	ヘッドスライディング	130
	ポイント切り替えレバー（線路）	136
	方位記号	23
	ボート漕ぎ（仰向け）	69
	ボート漕ぎ（座位）	186
	ボーリング	13
	ホッケースティック（外股）	12
	ホッケースティック（内股）	30
ま	前へならえ	191
	みずがめ座（大腿直筋）	126
	みずがめ座（大腰筋）	129
	三つ折マットレス	57
	∞（無限）	188
	麺棒	82
	もものばし	83
や	やっこ凧	161
	UFO（ピンクレディ）	71
	指きり	66
	四の字固め（脚）	29
	四の字固め（腕）	68
ら	リクライニング	187

	名前	NO
ら	礼拝	181
	レシーブ	173
	６：４０頃	39
	ロボットアーム	105
	ロボットダンス	172
わ	ワイヤーストリッパー（工具）	169

4 参考・引用文献

- 「タイ・マッサージの民族誌（明石書店, 2006）」　著：飯田淳子

- 「現代養生法 (2016)」　著：永田晟

- 「バイオキネティクス
　　―運動力学からリハビリテーション工学―（杏林書院, 1991）」
　著：永田 晟

- 「改正版　ボデイ・ナビゲーション（医道の日本社, 2012）」　著：Andrew Biel

- 「ストレッチングセラピー（医道の日本社, 2010）」　著：Jari Ylinen

- 「歩けるからだになるために（BABジャパン, 2009）」　著：石田ミユキ

- 「図解 YOGA アナトミー筋骨格編（yoga books, 2014）」　著：レイ・ロング

- 「図解 YOGA アナトミーアーサナ編（yoga books, 2016）」　著：レイ・ロング

- 「ブラッド・ウォーカー　ストレッチングと筋の解剖」（原書第2版, 2013）
　監訳：栗山節郎

- 「IDストレッチングー個別的筋ストレッチングー」（三輪書店, 2005）
　編集：鈴木重行

- 「Thai Massage MANUAL(ASIA BOOKS,1998)」　Maria Mercati

- 「Nuad Bo-Rarn(1992)」　著：Chongkol & Atchara Setthakorn

- 一般社団法人日本解剖学会 http://www.anatomy.or.jp/

おわりに

　このプロジェクトの話が始まったのは、今から3年前、2013年2月頃です。当時、当研究会で永田晟先生の勉強会を開催させて頂いていました。ある打ち合わせの時に、永田先生から頂いた「タイマッサージの社会的認知が必要なら、標準化すべき。本を作りなさい。」の一言がきっかけで、このプロジェクトが始まったのです。帰り道、果たしてそんな大仕事が私たちにできるのだろうか、と川島砂海さん、倉西直美さんと、先生の言葉の重みを確認し合ったことを今でも覚えています。

　書籍の冒頭にも記載したように、一口に「タイマッサージ」と言っても、多種多様の、イメージややり方、そして正解が存在します。それを「標準化」するということは、難題も多く、何度も壁にぶつかり、予想以上の歳月を費やしました。結果的に「標準化」はできなかったものの、タイ式の良さを改めて確認することができました。

　タイマッサージの特徴の一つである「ストレッチ」に的を絞り、タイマッサージのテクニックを検証・分類し、医学的・解剖学的に表現・解析することに挑戦したのが本書です。ようやくの書籍出版の運びとなり、約3年間の集大成が実現しました。とても一人ではやりきれなかった大仕事です。

　永田晟先生の愛情ある叱咤激励と、共に苦労した川島さんと倉西さんのお二人、そして協力者の皆さまの支えがあったからこそ、できたものです。特に出版にあたっては、ＢＡＢジャパンの東口社長のご協力なしでは実現はありませんでした。無事書籍化できたこと、深く感謝いたします。

　大量の原稿を書籍として仕上げてくださった担当編集者の佐藤友香様、圧倒的なプロの腕前を披露してくださったカメラマンの漆戸美保様、分かりやすいイラストを担当くださったイラストレーター佐藤末摘様、編集チームの皆さまに、心より感謝申し上げます。

この「タイマッサージ・ストレッチ200」は、タイ式に触れる者、学ぶ方々にとって、バイブルとなる一冊になれば、と願っています。私たちは文章のプロではありません。分かりづらい表現がいくつもあるかと思います。しかしながら、本を手にした皆様をイメージしながら、一生懸命書き上げた内容です。どうぞ温かい目でご愛読頂ければ幸いです。また、文章で表現仕切れない部分は、今後、講習会でフォローしていきます。この書籍を教科書にし、全国各地で開催する予定です。どうぞ、こちらと合わせて、「タイマッサージ・ストレッチ200」を深めて頂ければ嬉しく思います。

Special Thanks

永田晟先生

川島砂海様、相原文明様、荒瀬勝規様、櫻井一成様、能登和彦様、福羽秀昭様、モイニハン弘絵様、林泰之様、千葉健様、中村弘樹様、神田一郎様、岩本隆志様、倉西直美様

快くご協力してくださった同志の皆さま、本当にありがとうございます。
これからも、タイ医学の発展のために、共に精進していきましょう。

素敵な仲間に出逢えたことに感謝。

2016年11月

一般社団法人　臨床タイ医学研究会

代表理事　石田ミユキ

一般社団法人臨床タイ医学研究会

　臨床の場と日常生活を繋ぐ架け橋としてのタイ医学の活用方法を研究し、広く社会に普及することにより、リラクゼーションと身体機能の向上を目指し、もって人々の健康と医療、福祉の増進に寄与することを目的として２００９年に設立。主に、タイ医学（タイマッサージ、タイハーブ療法等）に関する研究やセラピスト・医療介護福祉関係者への指導・人材育成の他、デイサービス・老人ホーム等介護施設での介護予防体操やタイマッサージなどのサービス提供、関連イベントの企画運営などを行う。

■**公式サイト**　http://rinsho-thai.jp/
■**E -mail**　info@rinsho-thai.jp

監修：医学博士　永田晟（ながた あきら）

　ＮＰＯ法人・日本健康づくり協会代表。医学博士。
　コンピュータ利用のバイオフィットネステストのシステム化など運動生理の研究で知られている。『呼吸の極意』（講談社　2012 年）など、著書多数。

執筆者・協力者の紹介

著：一般社団法人臨床タイ医学研究会
監修：医学博士　永田　晟

執筆者

◎石田　ミユキ：一般社団法人臨床タイ医学研究会代表、ＩＴＭ渋谷ヌアライフスクール代表、
　　　　　　　　タイ流セルフケア OM NAMO 代表
　　　　　　　　（ＩＴＭ）

◎川島　砂海：ヌワボーラン Chai 六本木店店長　http://www.chai.jp/
　　　　　　　一般社団法人臨床タイ医学研究会講師
　　　　　　　（プッサパータイマッサージスクール）

◎倉西　直美：一般社団法人臨床タイ医学研究会理事
　　　　　　　（ワットポー、プッサパータイマッサージスクール）

技術協力

◎相原　文明：あいあらーの掌代表　fuaihar@gmail.com
　　　　　　　（ピシット　タイマッサージトレーニングスクール、レックチャイヤ）

◎荒瀬　勝規：タイ式マッサージスクール＆サロン　プアンラック オーナーセラピスト
　　　　　　　http://www.ksf-intl.com/heal/
　　　　　　　（ロイクロタイマッサージスクール、バーンニットタイマッサージスクール（ママニット））

◎岩本　隆志：一般社団法人臨床タイ医学研究会理事、らかんセラピストスクール代表
　　　　　　　http://rakang.jp
　　　　　　　（プッサパータイマッサージスクール、コランセラピストスクール）

◎櫻井　一成：札幌のタイ伝統木槌療法＆スクール SALA 店主　http://ancient-sala.jimdo.com/
　　　　　　　（コムペット＝ブンプラコム 大衆の健康のための民間医師団体による民間知識学習
　　　　　　　センター、ジャックチャイヤ タイマッサージスクール）

◎能登　和彦：整体師　横山式筋二点療法准講師

◎福羽　秀昭：ピッカネート総合セラピストスクール校長　http://phikkhanet.jimdo.com
　　　　　　　（CCA、オンスクール）

◎モイニハン弘絵：Manchester City Football Club Thai massage Adviser（ITM、TMC）

撮影協力

◎千葉　健：タイ古式チェンマイチェンマイ店長　http://chiangmai-chiangmai.jp

◎中村　弘樹：Rolling Gym 代表　rolling-gym.com

◎林　泰之：タイ古式マッサージ＆カフェリラリラ代表　yan@relalila.com

五十音順。（　）内は、主な出身スクール名。

一般社団法人臨床タイ医学研究会　法人概要

◎法人名／一般社団法人臨床タイ医学研究会

◎目的／当法人は、臨床の場と日常生活を繋ぐ架け橋としてのタイ医学の活用方法を研究し、広く社会に普及することにより、リラクゼーションと身体機能の向上を目指し、もって国民の健康と医療、福祉の増進に寄与することを目的とし、その目的に資するため次の事業を行う。

（1）タイ文化に関する研究、教授、イベントの企画運営および事務所の経営

（2）健康維持、増進を目的とした運動技術に関する研究、教授、サービスの提供、イベントの企画運営および事務所の経営

（3）人材育成事業

（4）介護保険法に基づく通所介護事業

（5）介護保険法に基づく介護予防通所介護事業

（6）介護施設へのサービス提供事業

（7）労働者派遣事業及び職業紹介事業

（8）その他この法人の目的を達成するために必要な事業

◎設立年月日／2009年7月6日（2011年5月　一般社団法人登記）

◎所在地／〒154－0024
　　　　　東京都世田谷区三軒茶屋1－21－12 第一小川ビル
　　　　　TEL　080－4651－3599

◎HP／http://rinsho-thai.jp/

◎E－mail／info@rinsho-thai.jp/

◎理事／　代表理事　石田　ミユキ
　　　　　理事（事務局）　倉西　直美
　　　　　理事　岩本　隆志

「タイマッサージ・ストレッチ200講座」を全国で開催

BOOK & DVD Collection

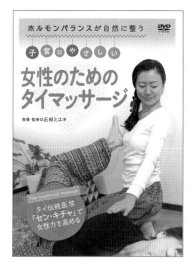

DVD　ホルモンバランスが自然に整う
子宮にやさしい女性のためのタイマッサージ

約2,500年の歴史があるタイマッサージ。タイでは病院の治療に応用されるなど、その効果は実証されています。このDVDではタイ伝統医療でもある「セン・キチャ」にフォーカスした子宮を元気にするタイマッサージをご紹介。セン・キチャとは女性の生殖器に関わるエネルギーの通り道。人体には7万2千本の「セン」という気の通り道があると考えられており、身体の生殖器のあたりの総称を女性はセン・キチャと呼びます。女性特有の不調には、ここを意識しながらタイ式マッサージを行います。

●石田ミユキ 指導・監修　●収録時間70分　●本体5,000円+税

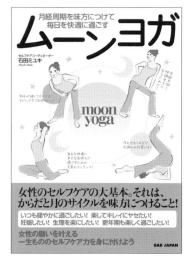

BOOK　月経周期を味方につけて　毎日を快適に過ごす
ムーンヨガ

いつも健やかに過ごしたい！楽してキレイにヤセたい！妊娠したい！生理を楽にしたい！更年期も楽しく過ごしたい！この本では、女性の願いを叶える一生もののセルフケア力の身に付け方を紹介します。子宮や卵巣が歪むってホント!?　女性ホルモンはどんな働きをするの？　知ればからだが愛おしくなる、女性の生理学を優しく解説。月経周期によって、女性のからだのなかで、何が起きているの？丁寧な解説とともに、その時期に適したセルフケア、ムーンヨガを紹介。基礎体温表の付け方も、見方もわからないなんて、もったいない！実は、妊娠だけじゃなく、痩せるタイミングも、不調の前兆も分かる「基礎体温表」使い方を解説

●石田ミユキ 著　●A5判　●224頁　●本体1,300円+税

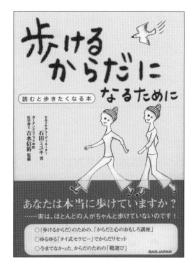

BOOK　あなたは本当に歩けてますか？
歩けるからだになるために

ウォーキング・健康法の前に体をよく整えて、コリと歪みを解消。効果UPとケガの予防を！　☆本書の特徴：歪んで固まった体のままウォーキングするのは超危険！／女性にも分かりやすく筋肉や骨格の解説をします。／今日からできる微笑みの「タイ式セラピー」のご紹介。■目次：第1章　綺麗と健康の基礎　歩けるからだをまるごと理解／第2章　自分のからだを感じてみよう／第3章　ほどよくみにつくタイ式セラピー／第4章　歩けるかだだを活かす靴選びとフットケア／第5章　タイ式セラピーとヌアライフ

●石田ミユキ 著　●四六判　●240頁　●本体1,500円+税

BOOK & DVD Collection

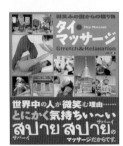

BOOK　本場タイのチェンマイスタイルを完全マスター
タイマッサージ

Stretch & Relaxation！　疲れた体に最も効果的なタイマッサージ。東洋のマッサージの中で癒す側と癒される側の双方が「無我の境地」に辿り着けるマッサージはこれだけ！本場タイのスタイルを完全マスター。仰向けから座位まで184の手技を一挙公開します。■目次：タイ国の歴史／タイの宗教と釈尊の教え／創始者シワカ・コマラパとタイ伝統医学の基礎理論／タイマッサージの治療効果と施術に際しての注意事項／タイマッサージ技術編［仰向け・横向き・座位・他］／タイマッサージ応用編／タイマッサージ資料編／他

●大槻一博 著　●AB判　●192頁　●本体2,500円+税

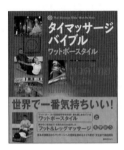

BOOK　タイマッサージ教則の決定版
タイマッサージ・バイブル ワットポースタイル

マッサージ教則の決定版。最も親しまれているワットポースタイルのマッサージをその歴史から文化、理論まで丁寧に解説。さらにフット&レッグマッサージは伝統的な手法に整体学の技術を追加して解説。附録として足の反射区のチャートをカラーで掲載。。■目次：タイ伝統医学の基礎知識／タイマッサージの予備知識／タイマッサージの実技／フット&レッグマッサージ／タイマッサージ紀行／他

●大槻一博 著　●AB判　●268頁　●本体2,500円+税

DVD　全身リフレッシュ！「極上の癒し」を体感！
タイマッサージ

タイ・マッサージは「指圧・マッサージ・ストレッチ・整体・矯正」の5大マッサージで、足の爪先から頭のてっぺん、果ては心の底まで体全体の根本治療を施してくれる極上の癒し！■目次：Part01 仰向け　Section1～7（足と腰へのストレッチ／てのひら・腕へのマッサージ／首・肩・顔へのマッサージetc.）／ VOL.2 実技編（Part02 横向き　Section1～2／足・腰・背部へのマッサージetc）／ Part03 うつ伏せ　Section1～3（足・腰・背部へのストレッチ etc）Part04 座位　Section1～5（肩・首へのマッサージetc）／応用編　Part01 仰向け Section1～7（足背骨の調整、骨盤の調整、etc）

●大槻一博 指導・監修　●収録時間110分　●本体9,524円+税

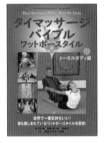

DVD　世界で一番気持ちいい!!
タイマッサージバイブル ワットポースタイル　トータルボディ編

2,500年の歴史を持ち世界で一番気持ちいいと言われるタイマッサージ。心と体のリラクゼーション効果はもちろん、頭痛、腰痛、肩こり、生理不順、冷え性、便秘など多くの症状改善に有効で予防医学的な効果も絶大です。古来のタイマッサージから効果的な手技を抜き出し効率的な体系を構築したワットポースタイルの全身マッサージを完全習得！ ■目次:トータルボディ・マッサージ（Section.1～6　ワットポースタイル全90の手技を完全収録！ 整体学から見た歪みの見方／体の歪みの調べ方を紹介）マッサージ・セラピー（Section.1～4　応用技として頭痛、腰痛、肩こりなどに効果のあるマッサージセラピーを紹介）

●大槻一博 指導・監修　●収録時間60分　●本体5,238円+税

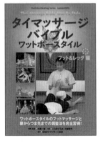

DVD　世界で一番気持ちいい!!
タイマッサージバイブル フット&レッグ編

タイマッサージの総本山『ワットポー』で確立されたフットマッサージは痛みの感覚が少なく気持ちの良さを追求した施術が特徴です。このDVDでは、足の施術により各器官、臓器の機能向上、活性化をはかる反射療法に加え、腰から足先までの施術により腰痛、便秘、生理不順など諸症状を改善する調整法を含んだフット&レッグマッサージを紹介します。■目次：Foot & Leg Massage（ワットポースタイル・フットマッサージ／腰からつま先までの施術による調整法　全94の手技を収録） Foot & Leg Massage　応用編（フット&レッグマッサージの応用編としてスティックを使った手技などを紹介）反射区チャート付き!

●大槻一博 指導・監修　●収録時間48分　●本体5,238円+税

BOOK & DVD Collection

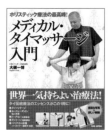

BOOK　ホリスティック療法の最高峰!
メディカル・タイマッサージ入門

世界一気持ちよい治療法！タイ伝統療法のエッセンスがこの1冊に！本書では、頭痛、腰痛、肩こり、生理痛、胃痛、腹部の不快感、冷え、むくみ、捻挫、膝痛、肥満、無気力など、様々な症状に有効なタイマッサージはもちろんのこと、ルースィーダットン（仙人体操）、トークセン（木槌療法）、ヌントーン（温熱療法）、バスタオル体操（パーカウマー〔腰巻き〕体操）など、そのほかのタイの伝統療法についてもわかりやすくご紹介します！

●大槻一博 著　●AB判　●200頁　●本体2,500円+税

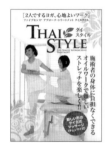

DVD　簡単で無理をしないエクササイズ! ～仙人直伝体操で幸せになる～
ルーシーダットンパーフェクトDVD

タイで長い歴史を持つエクササイズ「ルーシーダットン」により、カラダを引き締め、内臓の働きを整え、心をリラックスさせることで、健康で美しく・幸せになる。好評の書籍『ルーシーダットンパーフェクトBOOK』の関連映像！■目次：はじめに ルーシーダットンとは／準備動作 基礎呼吸法／Pose 1～7 肩・首・腕の体操／Pose 8～12 上半身の捻り、バランス／Pose 13～18 下半身と指の筋力増強／Pose 19～24 首・肩の体操／Pose 25～30 腰・足のストレッチ／Pose 31～34 脊柱起立筋の筋力増強と首のストレッチ／Pose 35～40 背筋・腹筋の筋力増強／Pose 41～43 呼吸法と瞑想

●大槻一博 指導・監修　●収録時間59分　●本体5,000円+税

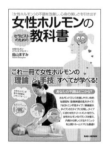

DVD　2人でするヨガ、心地よいワーク
タイスタイル

タイ古式マッサージは、歴史と伝統に育まれたタイ独自の技術で、強い指圧を重視するバンコク式に対し、チェンマイ式はヨガのようにストレッチを多く含んでおり、自然治癒力／免疫力を高め、凝りにくい体を作ります。今回ご紹介する「タイスタイル」はファイブセンス®・アプローチ・トリートメントのオイルの手技をタイ古式マッサージと融合させたオリジナルワーク。「2人でするヨガ」ともいわれる美しいアートの様なトリートメントを楽しんで下さい。

●藤尾佳保里 指導・監修　●収録時間81分　●本体5,000円+税

BOOK　「女性ホルモン」の不調を改善し、心身の美しさを引き出す
セラピストのための女性ホルモンの教科書

現代の女性にとって今や欠かせないテーマとなった、女性のカラダをコントロールしている『女性ホルモン』。生理痛、頭痛、肩こり、腰痛、疲れ、冷え、むくみなどの"カラダの不調"から"ココロの不調"、"美容"まで大きく関わります。女性ホルモンが乱れる原因を『自律神経の乱れタイプ』『セロトニン不足タイプ』『卵巣疲れタイプ』の3タイプに分類。『女性ホルモン』の心理学的観点からみた『理論』と不調の原因タイプ別の『ボディートリートメント』＆『フェイシャルの手技』やセルフケアを解説します。

●烏山ますみ 著　●A5判　●236頁　●本体1,500円+税

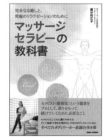

BOOK　完全なる癒しと、究極のリラクゼーションのために
マッサージセラピーの教科書

「セラピスト」（療術家）という職業をプロとして、誇りをもって続けていくために必要なこと！セラピストとしての心構えや在り方、そして施術で身体を痛めないためのボディメカニクスなど、すべてのボディワーカー必読の全9章。身体に触れることは、心に触れること。米NYで本格的なマッサージセラピーを学んだ著者が、B（身体）M（心）S（スピリット）を癒すセラピーの真髄に迫ります。

●國分利江子 著　●A5判　●240頁　●本体1,500円+税

BOOK Collection

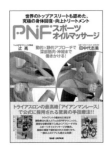

BOOK　動的×静的アプローチで深部筋肉・神経まで働きかける!
PNF スポーツオイルマッサージ
トライアスロンの最高峰「アイアンマンレース」で公式に採用される、驚異の手技療法！　クライアントの動きを引き出す運動療法も含んだ Tsuji 式 PNF テクニックと、適度な安静状態で心地よくアプローチするスポーツオイルマッサージが融合。極限の場面で磨き抜かれた技術だから、一般の人のケアにも絶大な効果！スポーツマッサージの専門家だけでなく、ボディケアに関わる全ての方へオススメです

●辻亮，田中代志美 著　●A5判　●252頁　●本体1,600円+税

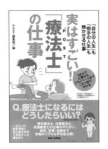

BOOK　「自分の人生」も「相手の人生」も輝かせる仕事
実はすごい!!「療法士（POST）」の仕事
POSTとは、Physical(理学療法)…動作の専門家。スポーツ障害や病気(脳梗塞など)から元の生活に戻れるようにサポートする Occupational(作業療法)…生活に必要なデスクワークや裁縫などのリハビリを行い、社会復帰を促す Speech-Language-Hearing(言語聴覚)…「話す、聞く」ことに関するリハビリを行う Therapist(療法士) の頭文字を組み合わせたものです。国家資格を取って確実にキャリアアップを目指したい方、実際現場で働く人のスキルアップに、進路を検討中の学生や転職を考えている方などにオススメです

●POST編集部 著　●四六判　●252頁　●本体1,200円+税

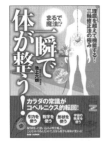

BOOK　〜理屈を超えて機能する!三軸修正法の極み〜
まるで魔法!?一瞬で体が整う!
「理屈を超えて機能する!三軸修正法の極み」「引力を使う」「数字を使う」「形状を使う」「宇宙の秩序を使う」　カラダの常識がコペルニクス的転回!　・三軸旋回の物理法則を使う ・修正方向を記号化して唱える ・対象者の名前を数字化して√を開く ・Z巻きのコイルをかざす ・アナログ時計の左半分を見る ・音階「ソ、ファ」をイメージする …etc. どの方法でも体が整う！こんなコトやあんなコトで、自分も相手も身体が変わる！

●池上六朗 著　●四六判　●184頁　●本体1,300円+税

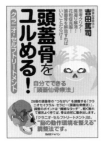

BOOK　クラニオ・セルフトリートメント　自分でできる「頭蓋仙骨療法」
頭蓋骨をユルめる!
あなたの頭蓋骨、固まっていませんか。本来自由に動くべき頭蓋骨が固着していると、それだけでも気分もすぐれず、さまざまな身体不調を引き起こします。そんな"諸悪の根源"を、元から断ってしまいましょう。28個の頭蓋骨の"つながり"を調整する「クラニオセイクラル・セラピー（頭蓋仙骨療法）」。調整のポイントは"繊細なタッチ"。軽く触れて根気よく待てば、骨は自然に動き出します。「クラニオ・セルフトリートメント」は、"脳の動作環境を整える"調整法です。

●吉田篤司 著　●四六判　●184頁　●本体1,200円+税

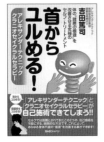

BOOK　〜体の"諸悪の根源"を改善させる究極のセルフ・トリートメント〜
首からユルめる!
アレキサンダーテクニック　クラニオセイクラルセラピー
セルフでは困難とされてきた、「アレキサンダーテクニック（首からユルめる!）」と「クラニオセイクラルセラピー（頭蓋骨をユルめる!）」の自己施術を可能にする画期的な方法です。首がユルむと…　・背骨が圧迫から解放されます ・自然に呼吸が深くなります ・視力アップ、思考クリアでやる気に満ちた人になります ・姿勢が良くなり、肩、背中、腰などのコリが解消されます　この画期的な方法によって、あらゆる身体不調の"根源"を改善することができます！

●吉田篤司 著　●四六判　●240頁　●本体1,400円+税

アロマテラピー＋カウンセリングと自然療法の専門誌

セラピスト bi-monthly

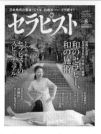 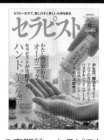 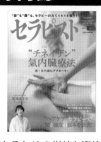

- 隔月刊〈奇数月7日発売〉
- 定価 1,000円（税込）
- 年間定期購読料 6,000円（税込・送料サービス）

スキルを身につけキャリアアップを目指す方を対象とした、セラピストのための専門誌。セラピストになるための学校と資格、セラピーサロンで必要な知識・テクニック・マナー、そしてカウンセリング・テクニックも詳細に解説しています。

セラピスト誌オフィシャルサイト　WEB限定の無料コンテンツも多数!!

セラピスト ONLINE

www.therapylife.jp/

業界の最新ニュースをはじめ、様々なスキルアップ、キャリアアップのためのウェブ特集、連載、動画などのコンテンツや、全国のサロン、ショップ、スクール、イベント、求人情報などがご覧いただけるポータルサイトです。

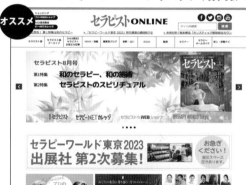

記事ダウンロード
セラピスト誌のバックナンバーから厳選した人気記事を無料でご覧いただけます。

サーチ＆ガイド
全国のサロン、スクール、セミナー、イベント、求人などの情報掲載。

WEB『簡単診断テスト』
ココロとカラダのさまざまな診断テストを紹介します。

LIVE、WEBセミナー
一流講師達の、実際のライブでのセミナー情報や、WEB通信講座をご紹介。

トップクラスのノウハウがオンラインでいつでもどこでも見放題！

THERAPY COLLEGE

セラピーNETカレッジ

WEB動画講座

www.therapynetcollege.com/ 　セラピー 動画　検索

セラピー・ネット・カレッジ（TNCC）はセラピスト誌が運営する業界初のWEB動画サイト。現在、240名を超える一流講師の398のオンライン講座を配信中！ すべての講座を受講できる「本科コース」、各カテゴリーごとに厳選された5つの講座を受講できる「専科コース」、学びたい講座だけを視聴する「単科コース」の3つのコースから選べます。さまざまな技術やノウハウが身につく当サイトをぜひご活用ください！

 パソコンでじっくり学ぶ！

 スマホで効率良く学ぶ！

 タブレットで気軽に学ぶ！

月額 2,050円で見放題！　毎月新講座が登場！
一流講師240名以上の398講座以上を配信中！

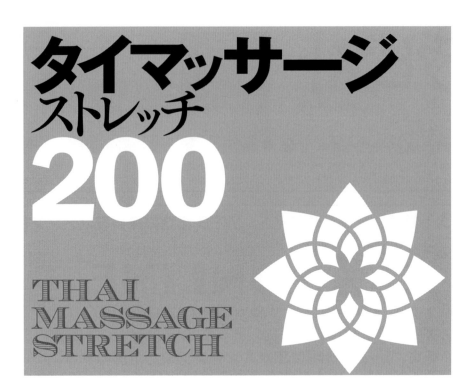

2016年12月10日 初版第1刷発行
2024年 3月 1日 初版第6刷発行

著 者　一般社団法人　臨床タイ医学研究会
監 修　永田晟
発行者　東口 敏郎
発行所　株式会社ＢＡＢジャパン
　　　　〒151-0073 東京都渋谷区笹塚1-30-11 4F・5F
　　　　TEL　03-3469-0135
　　　　FAX　03-3469-0162
　　　　URL　http://www.bab.co.jp/
　　　　E-mail　shop@bab.co.jp
　　　　郵便振替 00140-7-116767

印刷・製本　株式会社　暁印刷
©THAI MASSAGE STRETCH 2016　ISBN978-4-8142-0023-8 C2077

※本書は、法律に定めのある場合を除き、複製・複写できません。
※乱丁・落丁はお取り替えします。

■ Photographer ／漆戸美保
■ CoverDesign ／梅村昇史
■ DTP Design ／大口裕子
■ Illustration ／佐藤末摘